**COMO INTEGRAR
ESFORÇOS
COLETIVOS**

"COMO INTEGRAR ESFORÇOS COLETIVOS – Para entender o ser humano na sua ação conjunta"

Produção editorial, projeto gráfico, diagramação e capa: MKX EDITORIAL

© 2024 Editora dos Editores
Todos os direitos reservados. Nenhuma parte deste livro poderá ser reproduzida, sejam quais forem os meios empregados, sem a permissão, por escrito, das editoras.
Aos infratores aplicam-se as sanções previstas nos artigos 102, 104, 106 e 107 da Lei no 9.610, de 19 de fevereiro de 1998.

Editora dos Editores
São Paulo: Rua Marquês de Itu, 408 - sala 104
Centro.
(11) 2538-3117
Rio de Janeiro: Rua Visconde de Pirajá, 547 - sala 1121
Ipanema.
www.editoradoseditores.com.br

Impresso no Brasil
Printed in Brazil
1ª impressão – 2024

Este livro foi criteriosamente selecionado e aprovado por um Editor científico da área em que se inclui. A Editora dos Editores assume o compromisso de delegar a decisão da publicação de seus livros a professores e formadores de opinião com notório saber em suas respectivas áreas de atuação profissional e acadêmica, sem a interferência de seus controladores e gestores, cujo objetivo é lhe entregar o melhor conteúdo para sua formação e atualização profissional.
Desejamos-lhe uma boa leitura!

Dados Internacionais de Catalogação na Publicação (CIP)
(Câmara Brasileira do Livro, SP, Brasil)

Como integrar esforços coletivos : para entender o ser humano na sua ação conjunta / Nancy Val y Val Peres da Mota, Regina Sotto Maior, Ricardo José de Almeida Leme ; organização Haino Burmester. -- São Paulo : Editora dos Editores, 2024.

ISBN 978-65-6103-023-6

1. Astrologia 2. Comportamento humano 3. Liderança 4. Psicologia 5. Saúde I. Maior, Regina Sotto. II. Leme, Ricardo José de Almeida. III. Burmester, Haino. IV. Título.

24-211870   CDD-150

Índices para catálogo sistemático:
1. Psicologia   150
Eliane de Freitas Leite - Bibliotecária - CRB 8/8415

COMO INTEGRAR ESFORÇOS COLETIVOS

para entender o
ser humano na sua
ação conjunta

aino Burmester (Organizador)

ancy Val y Val Peres da Mota
egina Sotto Maior
icardo José de Almeida Leme

2024

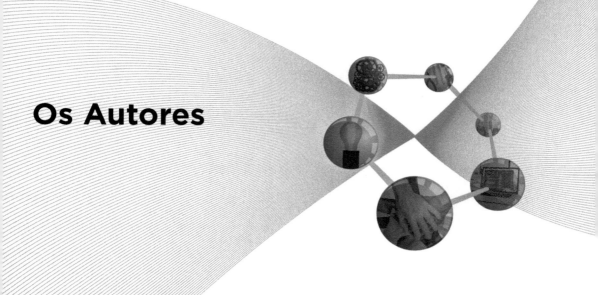

Os Autores

Haino Burmester

Médico e Administrador de Empresas, com experiência em Gestão de Saúde atuando como Executivo, Consultor e Professor, desde 1976. Doutorado pela Universidade Federal de São Paulo (UNIFESP). Professor na Escola de Educação Permanente do Hospital das Clínicas da Faculdade de Medicina da Universidade de São Paulo (HCFMUSP). Foi Coordenador do Núcleo Técnico do CQH por quase 30 anos.

Nancy Val y Val Peres da Mota

Médica pela Pontifícia Universidade Católica de São Paulo (PUCSP), *campus* Sorocaba. Especialista em Administração de Serviços de Saúde. Mestre e Doutora pela Faculdade de Saúde Pública da Universidade de São Paulo (FSP-USP). Membro do Núcleo Técnico do Compromisso com a Qualidade Hospitalar (CQH).

Regina Sotto Maior

Psicóloga pela Pontifícia Universidade Católica de São Paulo (PUCSP). Especialização em Análise Institucional e Psicodrama Pedagógico. Certificação em Coaching pelo *Erickson College Canada* e pelo *Integrate Coaching Institute*. Consultora em Cultura Organizacional e Desenvolvimento do Potencial Humano. Professora em Cursos de Pós-graduação.

Ricardo José de Almeida Leme

Médico Neurocirurgião com Doutorado em Neurociências pelo Instituto de Ciências Biomédicas da Universidade de São Paulo (ICB-USP). Especialista em Medicina ampliada pela Antroposofia. Licenciado em Física pela USP e experiente em aspectos alternativos da prática médica.

Apresentação

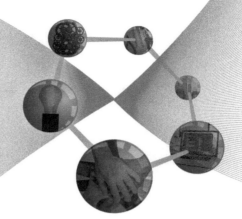

José Luiz Gomes do Amaral
Ex-Presidente da Associação Médica Mundial

"**COMO INTEGRAR ESFORÇOS COLETIVOS – para entender o ser humano na sua ação conjunta**" é um livro disruptivo. Nele, o leitor encontrará desafios inerentes à disrupção com os autores destacando a importância do imponderável na gestão. O *case* do "Compromisso com a Qualidade Hospitalar" (CQH), demonstra como esta experiência pode ser aplicada a diferentes tipos de empreendimentos na utilização do inconsciente coletivo como força motriz para qualquer organização. Os autores conduzem o leitor por uma trajetória inusitada que leva a uma conclusão ponderável, se o que se pretende é uma nova forma de convivência entre as pessoas e de fazer gestão: a sociedade precisa experimentar novas estruturas de poder que ordenem os comportamentos humanos em suas vidas pessoais, familiares, sociais e organizacionais. Por conhecer, de longa data o trabalho do CQH, me sinto confortável e honrado em fazer a apresentação do livro. Tenho certeza de que o aprendizado que a obra traz contribui para o aprimoramento da ação humana, seja na sociedade em geral como no ambiente empresarial especificamente.

Prefácio

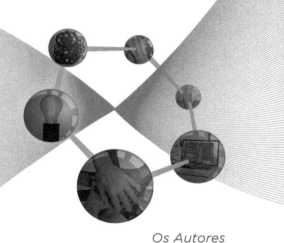

Os Autores

Este livro é um trabalho coletivo conduzido por quatro pessoas, com diferentes *backgrounds*, que contribuíram, cada uma à sua maneira, com suas experiências profissionais, mas também com mais de duzentos anos de vivencias em diferentes ambientes sociais e organizacionais. Este grupo se reuniu, de maneira digital, semanalmente durante vários meses para dar à obra a coerência sugerida pelos diferentes capítulos.

Além dos autores, uma obra como este livro não se realiza sem a contribuição de inúmeras pessoas. Ao colocar o trabalho à disposição dos leitores, os autores devem registrar seus agradecimentos àqueles que contribuíram, de diferentes maneiras, para a realização do trabalho. Neste caso, não poderia ser diferente e nos sentimos obrigados a registrar nominalmente a participação, de pelo menos, os vinte e dois voluntários do Programa CQH que participaram, durante horas de vivência digital, dos grupos focais para analisar diversos aspectos do Programa apresentados ao longo do livro: Andrea Nascimento, Angelo Felicissimo, Anisio de Moura, Camila Regina Carreiro, Cibelle Naves de Oliveira, Maria Aparecida Novaes, Claudia Matias, Edelton Gersel Narchi, Eduardo d'Aguiar, Giovanni Di Sarno, Hélio Komagata, Isabel Dias, José Agenor Mei Silveira, Jurini Valdisi, Jayme Malek, Marcelo Marinho Aidar, Marisa Madi, Milton Massaiuky Osaki, Neusa Kyoko Soetani Uchiyama, Polyanna Lucinda Bossi, Ursula Margareta Zeller, Yoná de Fátima Murad.

Também se registra um agradecimento anônimo às inúmeras pessoas que, de uma forma ou outra, contribuíram para que este volume pudesse chegar às mãos dos leitores, já seja pela leitura e critica previa a diferentes capítulos do manuscrito; sugerindo temas e suas formas de abordagem; opinando sobre capa, *design* gráfico e outros itens da editoração. Por fim, um agradecimento especial à Editora dos Editores pelo excelente trabalho editorial, ora apresentado.

Introdução

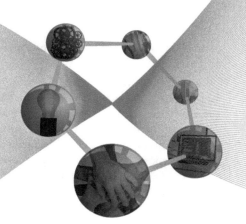

Haino Burmester
Ricardo José de Almeida Leme

Este livro trata de transformações necessárias para a sobrevivência das organizações no Século XXI. Como elas podem aproveitar a experiência positiva de uma organização voluntária, sem fins lucrativos, para fazer frente aos desafios que se lhes oferece o novo normal. O que se pretende com o livro é discorrer sobre a possibilidade desta experiência ser replicada em outros ambientes mais competitivos e hostis.

Nas celebrações pelos 30 anos do Programa Compromisso com a Qualidade Hospitalar (CQH), o Presidente da Associação Paulista de Medicina, Professor José Luiz Gomes do Amaral, destacou que o CQH conseguiu, durante seus 30 anos de existência, contar com a colaboração de mais de 600 voluntários. O Professor José Luiz entendia que isto era um feito que merecia ser destacado e, a partir desta premissa, nasceu a ideia deste livro. Procurar entender como e porque pessoas se unem para fazer coisas juntas e de maneira voluntária, se dedicam com empenho e desprendimento para o sucesso de uma empreitada como a do CQH. A partir daí se criou o desafio de saber como isso tinha acontecido e, a partir dessa experiência, analisar como organizações se desenvolvem e sobrevivem e por analogia como são e/ou podem ser as organizações no século XXI.

Pesquisa recente[1] da Consultoria *McKinsey&Company* mostrou que o tempo médio de existência das empresas que compõem o índice na bolsa *Standard & Poor's 500*, em Nova Iorque, que reúne as ações das 500 empresas consideradas promissoras pelo mercado, caiu, nos últimos sessenta anos, de 61 anos para 22 anos, com isso, talvez, querendo demonstrar uma instabilidade no mercado. As empresas simplesmente parecem não conseguir mais condições de permanecerem. Daí a importância de se estudar o *case* do CQH. Talvez por meio dele possa haver um despertar orientado para novas formas de as organizações permanecerem,

---

[1] McKinsey&Company, Traditional company, new businesses: The pairing that can ensure an incumbent's survival, Electric Power & Natural Gas Practice, June 2019.

considerando que, se for levada em conta a pesquisa da *McKinsey & Company*, o Programa já ultrapassou a média dos 22 anos.

Muito se fala, hoje em dia, sobre "pensar fora da caixa". Ora, se todos devem pensar fora da caixa, talvez seja hora de mudar a caixa. O que se pretende demonstrar neste livro é que a experiência do CQH oferece a possibilidade de mudanças de paradigmas necessárias para transformar um sistema de liderança, prevalente nas organizações dos séculos passados, por uma cultura organizacional balizada pelo compartilhamento, onde a importância do grupo se sobrepõe à dos indivíduos. O que se propõe é uma mudança "disruptiva" de paradigma: não para sair da caixa, mas para buscar outra caixa. Trata-se de mudar o modelo mental condicionado pela linha de montagem criada por Henry Ford, no início do século XX.

O mundo ocidental e, por extensão, partes do resto do mundo também, está condicionado por um modelo mental que não se adequa mais às solicitações da atualidade e do futuro. Foi um modelo bom e que deu bons resultados até aqui, mas já é passado o tempo para mudá-lo em atendimento às necessidades de um novo mundo que vem com a digitalização e todas as mudanças que a sociedade experimenta atualmente. Parece que hoje as pessoas querem encontrar mais significado para o trabalho e para suas vidas sem que estas duas dimensões estejam desconectadas uma da outra. Esta constatação demonstra objetivamente o que várias pesquisas já apontaram, que organizações com forte senso de propósito têm melhor desempenho. O melhor desempenho aqui entendido como satisfação de todos os grupos de interesses e não apenas dos donos que visualizam maiores lucros. São sinais e prognósticos que o século XXI permite vislumbrar.

As organizações do século XXI são grandes, complexas, digitalizadas e sofisticadas como nunca foram na história. Nelas há muita informação disponível e de fácil acesso para todos; muita especialização e automação; nelas não há mais detentores únicos do saber. Portanto, estruturas convencionais de liderança não são mais adequadas às demandas de novos padrões de direção, coordenação, comando e controle das organizações atuais, porque as características delas são muito diferentes das que foram no passado. Na tentativa de processar essas mudanças, o que se observa são manifestações isoladas de boas intenções ou desejos de mudança, aqui e ali, sem que estas iniciativas convirjam para uma solução abrangente que englobe todas as inquietações identificadas e que podem ou devem se resumir em mudanças completas de estilos, estruturas, modelos mentais, práticas organizacionais e de vida. Sente-se a necessidade da mudança, mas não se consegue identificar como ela deve ocorrer. Há incapacidade para captar e temor para admitir a radicalidade do que deve ser feito para aplacar a insatisfação generalizada com as práticas administrativas atuais. Trata-se de ter coragem para virar a mesa e partir para uma nova forma de fazer as coisas. Partir do conhecimento para a sabedoria radical, se é que isso seja possível.

Também os padrões de comportamento na sociedade são afetados por novas tendências educacionais e culturais, seja nas famílias como nas escolas, de maneira que as expectativas das pessoas também são outras hoje, comparadas com o que foram no passado. Não se deve, portanto, insistir em ações do passado para equacionar situações do presente. Neste sentido, se propõe uma revisão radical dos conceitos ligados à liderança.

Não se trata mais de encontrar os melhores comportamentos para os líderes ou de treiná-los para motivar pessoas, sensibilizá-las ou comandá-las. Não se trata de fazer líderes que sejam mais humanos, empáticos ou compassivos. Não se trata de melhorar os líderes, mas de substituí-los por uma cultura organizacional em que todos se sintam partícipes, onde as hierarquias deem lugar para o compartilhamento e pertencimento de todos que assumem papéis com divisão e reconhecimento de seus poderes. Não se necessitam mais palestras motivacionais dadas por grandes influenciadores, esportistas de sucesso ou outros gurus da autoajuda que apregoam reforçar nos líderes suas condições assertivas. Não que estas características não sejam necessárias para os líderes, assim como o são para todas as pessoas. Por certo que todas as pessoas podem e devem, em um momento ou outro, representar papéis de líderes dentro das organizações, assim como na vida em sociedade.

Na sequência do conceito da linha de produção, economias industriais modernas adotaram alguns aspectos da chamada democracia industrial a fim de aumentar a produtividade. Frequentemente citados como times de trabalho, esta forma de democracia industrial é praticada na Escandinávia, Alemanha, Países Baixos e Reino Unido, assim como em diversas empresas japonesas. A proposta deste livro vai além desses conceitos que, se ajudaram as empresas, não resolveram as insatisfações generalizadas com a inadaptação das pessoas e com a alienação ainda persistentes dentro delas e, portanto, com o produto da atividade econômica como um todo. Ela vai além da autogestão, uma tecnologia de trabalho, de organização de produção e resultados de esforços coletivos. Tampouco se trata de cooperativas autogeridas, controle operário, cogestão ou participação na gestão. Este livro trata de mudanças radicais na forma de pensar e gerir as empresas do futuro

A liderança sempre foi vista como resultante da ação de indivíduos carismáticos, messiânicos ou heroicos. Na visão prevalente até aqui, a liderança é considerada sempre como um fenômeno individual no qual se destaca a figura de uma pessoa que sozinha dá direção e provê inspiração a um grupo de seguidores. A ideia tradicional de um líder que dirige, orienta, seduz, manipula, inspira, motiva, coage ou determina autocraticamente é muito reducionista para as organizações do século XXI com as múltiplas e complexas demandas dos seus grupos de interesse.

Essas ações são muito complexas e volumosas para serem confiadas a uma única pessoa; ela não conseguirá dar conta da tarefa sozinha. Não conseguirá física, emocional e cognitivamente responder satisfatoriamente a todas as demandas a que estará sujeita, colocando em risco a própria organização se insistir em fazê-lo. Por mais sedutora que seja a ideia do salvador da pátria, ela serve muito mais para inflar egos cheios de vaidade e famintos por reconhecimento personalizado e pacotes de benefícios diferenciados. É só pensarmos nos males que grandes líderes carismáticos causaram para as nações e para as empresas ao longo da história. Carisma é bom para artistas e comunicadores sociais, mas não para líderes autênticos e verdadeiros.

Liderança coletiva é um processo dinâmico em que um grupo de líderes utiliza suas experiências e habilidades em rede para dar respostas ao conjunto de demandas à governança de uma organização complexa. É um processo de influência dinâmico e interativo no qual indivíduos em grupo, com o objetivo de liderar uns aos outros, atuam para realizar as metas do grupo, da organização ou de ambos. Está se falando de transformação da cultura organizacional. Mas essa transformação só de dará se houver mudança nos conceitos da sociedade como um todo que aceite ter passado o tempo das pirâmides, das torres de marfim, da hegemonia dos senhores de engenho, do poder do mais forte, das ambições desmesuradas, do manda quem pode e obedece quem tem juízo, dos egos inflados e dos fetiches que mobilizaram as pessoas até agora. Passou o tempo da idolatria aos personagens que se creem Deus.

Trata-se de uma abordagem contrária à visão do líder individual heroico. São necessárias equipes de líderes que compartilham decisões no mesmo nível hierárquico. A liderança coletiva não prescinde do líder, mas prioriza o grupo de líderes (que pode englobar toda a organização); reconhece a rede de poderes existentes dentro da organização (inclusive o informal). Ela é designada por uma série de denominações, que engloba: compartilhada, dispersiva, delegada, democrática, distribuída, colaborativa, coletiva, cooperativa, concorrente, coordenada, relacional e, possivelmente, outras. A simples menção das várias denominações pelo qual esse fenômeno é designado, já leva à conclusão de que é um conceito ainda em formatação, sujeito a novos delineamentos e entendimentos, embora não seja tão novo nem tão pouco praticado.

Com atenção apurada, se percebe que grandes corporações públicas e privadas, cada vez mais, adotam práticas de governança que se aproximam do conceito da liderança compartilhada, embora nem sequer suspeitam que o estejam fazendo. O fazem para simplesmente responder às necessidades sentidas no seu dia a dia. Como exemplo pode-se citar, entre outras, as práticas de métodos ágeis de gestão, adotadas pela maioria das grandes empresas ou a Morning Star, empresa da Califórnia, nos Estados Unidos, que fatura um bilhão de dólares por ano e opera com liderança coletiva, para fazer processamento de tomates[2]. Outros exemplos podem ser encontrados no Capítulo I. Nele, uma revisão bibliográfica apresenta vários exemplos praticados mundo afora de tentativas de liderança compartilhada sem, contudo, conseguirem dar o passo final em direção à verdadeira disrupção total da mudança cultural necessária para as organizações do Século XXI.

A liderança é uma técnica que todos podem aprender, logo, todos podem ser líderes. Por exemplo, imagine-se o porteiro de uma grande empresa, que às três horas da manhã de um dia primeiro de janeiro de qualquer ano, se defronta com um problema grave no portão da planta onde ele trabalha. Problema que pode comprometer a imagem e reputação da empresa. Imagine-se qualquer coisa nessa linha. Este porteiro tem a opção de ligar para seu chefe, que as três horas da manhã, do dia primeiro de janeiro, estará em festas de confraternização e, talvez, nem esteja em condições de orientá-lo, ou, o porteiro, se souber os conceitos básicos da empresa: propósito, valores, missão, visão e políticas básicas e tiver autonomia, ele poderá tomar decisões conscientes e resolver o problema da empresa ele mesmo. Neste momento ele terá sido o principal líder da empresa. No dia seguinte ele prestará contas de suas ações ao seu superior hierárquico e seguirá a vida.

É importante se atentar para o fato de que este livro talvez seja melhor entendido se o leitor aceitar a visão de Deus com a qual Albert Einstein se identificava. Conta-se que quando Einstein proferiu conferências em várias universidades dos EUA, a pergunta recorrente que os estudantes lhe faziam era: "Você acredita em Deus"? E ele sempre respondia: ""minha religião consiste na admiração humilde do espírito ilimitadamente superior que revela a si mesmo nos mais delicados detalhes que somos capazes de perceber com nossas frágeis e débeis mentes; acredito no Deus de Spinoza". Ou seja, Einstein não se apoiava na ideia de um Deus humanizado que, talvez, condicione muito da relação filial e paternal que existe por trás da ideia de um líder salvador da pátria em cujas mãos são depositadas todas as esperanças de paz, prosperidade, felicidade e bem-aventuranças.

---

[2] Consultar Doug Kirkpatrick, que mora em San Francisco, Califórnia e está envolvido com a Morning Star desde o começo e, atualmente, se dedica mais a escrever, fazer conferências e consultorias sobre gestão, baseadas na sua experiência com a companhia. Esta empresa será destacada no capítulo de revisão bibliográfica.

Baruch Spinoza foi um filósofo holandês considerado um dos grandes racionalistas do século da filosofia e seu Deus era a natureza que está em todas as partes. Poder-se-ia até dizer que Espinoza[3], teria dito que Deus aconselhou a seus fiéis seguidores para:

"Pararem de ficar rezando e batendo no peito! O que quero que façam é que saiam pelo mundo e desfrutem a vida. Quero que gozem, cantem, divirtam-se e aproveitem tudo o que fiz para vocês.

Parem de ir a esses templos lúgubres, obscuros e frios que vocês mesmos construíram e acreditam ser a minha casa! Minha casa são as montanhas, os bosques, os rios, os lagos, as praias, onde vivo e expresso amor por vocês.

Parem de me culpar pelas suas vidas miseráveis! Eu nunca disse que há algo mau em vocês, que vocês são pecadores ou que sua sexualidade seja algo ruim. O sexo é um presente que lhes dei e com o qual vocês podem expressar amor, êxtase, alegria. Assim, não me culpem por tudo o que lhe fizeram crer.

Parem de ficar lendo supostas escrituras sagradas que nada têm a ver comigo! Se não podem me ler num amanhecer, numa paisagem, no olhar de seus amigos, nos olhos de seu filhinho, não me encontrarão em nenhum livro.

Confiem em mim e deixem de me dirigir pedidos! Vocês vão me dizer como fazer meu trabalho? Parem de ter medo de mim! Eu não os julgo, nem os critico, nem me irrito, nem os incomodo, nem os castigo. Eu sou puro amor.

Parem de me pedir perdão! Não há nada a perdoar. Se eu os fiz, eu é que os enchi de paixões, de limitações, de prazeres, de sentimentos, de necessidades, de incoerências, de livre-arbítrio. Como posso culpá-los se respondem a algo que eu pus em vocês? Como posso castigá-los por ser como são, se eu os fiz?

Creem que eu poderia criar um lugar para queimar todos os meus filhos que não se comportem bem, pelo resto da eternidade? Que Deus faria isso? Esqueçam qualquer tipo de mandamento, qualquer tipo de lei, que são artimanhas para manipulá-los, para controlá-los, que só geram culpa em vocês!

Respeitem seu próximo e não façam ao outro o que não queiram para vocês! Prestem atenção nas suas vidas, que seu estado de alerta seja seu guia! Esta vida não é uma prova, nem um degrau, nem um passo no caminho, nem um ensaio, nem um prelúdio para o paraíso. Esta vida é só o que há aqui e agora, e é só o que vocês precisam.

Eu os fiz absolutamente livres. Não há prêmios, nem castigos. Não há pecados, nem virtudes. Ninguém leva um placar. Ninguém leva um registro. Vocês são absolutamente livres para fazer de suas vidas um céu ou um inferno.

Não lhes poderia dizer se há algo depois desta vida, mas posso lhes dar um conselho: vivam como se não o houvesse, como se esta fosse sua única oportunidade de aproveitar, de amar, de existir. Assim, se não houver nada, vocês terão usufruído da oportunidade que lhes dei. E, se houver, tenham certeza de que não vou perguntar se vocês foram comportados ou não. Vou perguntar se vocês gostaram, se se divertiram, do que mais gostaram, o que aprenderam.

---

[3] Baruch Spinoza: *The Substance of God*. Nota do autor: este texto circula livremente pela internet e não foi encontrada nenhuma autoria, tampouco comprovação de que Spinoza o teria escrito, embora ele bem possa resumir o pensamento do filosofo.

Parem de crer em mim! Crer é supor, adivinhar, imaginar. Eu não quero que vocês acreditem em mim, quero que me sintam em vocês. Quero que me sintam em vocês quando beijam sua amada, quando agasalham sua filhinha, quando acariciam seu cachorro, quando tomam banho de mar.

Parem de me louvar! Que tipo de Deusególatra vocês acreditam que eu seja? Aborrece-me que me louvem. Cansa-me que me agradeçam. Vocês se sentem gratos? Demonstrem-no cuidando de vocês, da sua saúde, das suas relações, do mundo. Sentem-se olhados, surpreendidos? Expressem sua alegria! Esse é um jeito de me louvar. Parem de complicar as coisas e de repetir como papagaio o que lhes ensinaram sobre mim! A única certeza é que vocês estão aqui, que estão vivos e que este mundo está cheio de maravilhas.

Para que precisam de mais milagres? Para que tantas explicações? Não me procurem fora. Não me acharão. Procurem-me dentro de vocês. É aí que estou pulsando em vocês."

É importante a contextualização do entendimento de Deus para que se possa abstrair a imagem do "pai" que, de uma forma ou outra, perpassa o culto ao líder herói e messiânico em todas suas manifestações explícitas ou mais veladas. Daí também a necessidade e importância de entender os perfis psicológicos e revisitar linguagens que se perdem no tempo como a astrologia e aplicá-las à compreensão profunda dos perfis dos agentes que atuam nas organizações. Busca-se nesta análise uma visão ampla do contexto que se cria no entorno de uma organização com o intuito de produzir resultados.

A importância dos perfis psicológicos parece ficar claramente compreendida pela aceitação que a ciência psicológica alcançou ao longo dos últimos anos. O perfil astrológico, contudo, é um passo ousado e pode despertar preconceitos latentes, por exigir uma qualidade de reflexão que nem todos se disponibilizam. Nessa medida já se pode perceber quão condicionado se está pela contemporaneidade e pelos convencionalismos. Mas, o que se propõe é um despir-se de preconceitos na melhor medida para que que uma visão de fato holística e não mais parcial do ser humano possa ganhar espaço nas organizações. Guimarães Rosa, o médico escritor lembra que: "Viver é muito perigoso... Porque aprender a viver é que é o viver mesmo...". Nesse intuito e perigo acredita-se que toda leitura a respeito do ser humano precisa ser levada em conta se de fato se está aberto ao novo e à transformação que isso requer.

Ao se considerar e etimologicamente considerar é pensar com os astros, a importância do movimento dos corpos celestes sobre o cotidiano, fica mais interessante a ideia de uma eventual variável astrológica, como a que se pretende neste livro. Pretende-se, sem qualquer caráter impositivo, senão como um exercício observacional de coincidências, semelhante ao que Jung propõe em seu clássico estudo das sincronicidades existentes nas uniões de casais e as eventuais convergências de natureza celeste astrológicas como fator de suporte.[4]

É importante observar que quase oito bilhões de pessoas, diariamente, se recolhem ao sono reparador porque a dinâmica astronômica dos astros combinados com as reações dos seres vivos na face da Terra, inclinam ao repouso para recompor energias a fim da retomada da vida no dia seguinte. Durante o sono o metabolismo diminui como forma de revigorar as forças despendidas durante o dia. Também a noite traz modificações hormonais que ajudam na recuperação das energias e na manutenção da homeostase. Tudo isso em concomitância e sob a influência da contínua e silenciosa movimentação dos astros no universo que invariavelmente impactam em macro ou microescala os seres vivos na Terra. Com o clarear do

---

[4] Jung C.G. Sincronicidade Vol. 8/3: a Dinâmica do Inconsciente - Parte 3: Volume 8. Editora Vozes.

dia, estes mesmos seres vivos, obedientes à movimentação dos astros, se aprontam para uma nova jornada com energias renovadas. Quatro vezes ao ano os habitantes da terra mudam seus comportamentos, humores, consumo e outras manifestações da existência, sem falar de toda a flora e da fauna, porque o movimento dos astros determina mudanças nas estações do ano. Também é sabido que o movimento das marés, tão importante para a economia da indústria pesqueira, é determinado pela movimentação da lua. Pesquisas feitas em condições de gravidade zero, nas estações espaciais, apresentam resultados muito mais rapidamente do que quando realizadas sob condições normais de gravidade. Isso explicita a influência gravitacional sobre todas as partículas existentes nos seres vivos, achatando-as umas sobre as outras de maneira a promover modificações em resultados de experimentos. É com esta anatomia permeada e achatada pela força da gravidade, que os seres humanos conduzem suas vidas. Poder-se-ia seguir adiante com inúmeros outras demonstrações da influência do movimento dos astros no dia a dia das pessoas, porém para o alcance deste prefácio são suficientes os exemplos apresentados. O leitor mediano bem poderá extrapolar para outras situações como a configuração celeste pode influenciar a vida dos seres vivos no universo. Negar este fato a priori parece contra sensual, no mínimo preconceituoso e no máximo prepotente.

O que se ousa com a incorporação de variáveis de natureza astrológica na composição desse estudo é abrir as portas para a exploração de aspectos inusitados. Aspectos menos evidentes, quem sabe, mais sutis, relativos ao movimento dos astros, o desenho geométrico que se forma entre eles, seus simbolismos, sua mitologia e como isso se acopla à realidade e às habilidades pessoais de cada ser. Afinal, mito é o contrário de verdade ou mentira é o seu contrário? Escapar ao escopo de uma leitura mitológica, tecido antropologicamente bem definido e parte integrante das ciências humanas é de certa forma uma amputação cultural. Acredita-se no humano culto e disponível não apenas ao pensamento científico convencional onde as certezas são absolutas, mas se incluí aqui também o crédito ao humano culto que tem espaço interior reservado não apenas às certezas, mas que preserva intocado seu espaço de mistério, incertezas e de não saberes.

Em suma, o que se pretende com este livro é apontar para o fato de que o mundo se acha num ponto de inflexão onde mudanças fundamentais e quem sabe radicais de conduta pessoal e empresarial se impõe. É necessário chamar-se a atenção para evidências ainda pouco percebidas, talvez, de que a satisfação das pessoas com suas vidas se encontra no limite e elas precisam de novos arranjos sociais no seu trabalho e na sociedade como um todo, para se sentirem melhor. Que as pessoas não suportam mais sofrer manipulações de toda sorte. Parece que a ciência, as igrejas, os sistemas políticos e econômicos não conseguiram dar as respostas que o ser humano espera e precisa; não foram suficientes para o câmbio. Ao longo da história o que tem se tentado são mudanças desencadeadas pela interferência dos líderes heroicos, com os resultados constatados. A história ensina que, talvez neste momento, o caminho pode ser outro: mudar as estruturas de mando na sociedade. Maior autonomia e liberdade para que todos os agentes compartilhem as benesses que a natureza oferece, com iguais oportunidades. O castigo e as punições, tão usados como meio de comando e controle até aqui, não passam de formas de uns exercerem poder sobre os outros, os forçando a se comportarem como os tiranos, ditadores empresariais, nacionais, sociais ou familiares querem. Ao contrário, poder compartilhado permite a todos desenvolverem suas plenas potencialidades.

Portanto, estas mudanças não começam com novas formas revolucionárias dos sistemas políticos ou econômicos, mas precisam de uma nova maneira da sociedade se estruturar por mudanças comportamentais mais do que da macroeconomia ou dos grandes arranjos políticos e sociais. As grandes mudanças macroeconômicas, políticas e sociais poderão ser consequência e não causa dessas mudanças.

A verdade é que a humanidade está em um limiar; uma nova forma de organização surge à vista do público. A pesquisa antropológica sugere que este é um próximo passo natural em um processo que começou há mais de 100.000 anos. Houve, de acordo com essa visão, pelo menos cinco paradigmas organizacionais distintos na história humana. A atual desilusão organizacional poderia ser um sinal de que a civilização está superando o modelo atual e se preparando para o próximo?[5]

Toda forma de organização social no mundo físico é indissociável de uma organização correlata no entendimento das questões de natureza transcendente ou suprafísica. Assim, à semelhança do que se observa em um regime de governo, existe sempre à sua volta um entendimento filosófico de como o mundo se organiza em relação aos aspectos psíquico, moral, ético e espiritual. Nessa medida, ainda que um estado ou regime de liderança se denomine laico, os valores vigentes na organização social religiosa se imprimirão de forma implicitamente discreta nas relações de liderança e poder, e ainda na hierarquia de atribuição de tarefas.

Ao se observar o desenvolvimento da organização social desde o nascimento da democracia na Grécia antiga, algo inusitado se mostra. A natureza religiosa politeísta daquela sociedade inaugura um movimento em que todos os cidadãos teriam um poder semelhante no funcionamento da polis e poderiam se expressar a esse respeito de forma livre nas Ágoras. Nesse sistema, a liderança aparenta ser compartilhada e não algo ditado como lei indiscutível que todos devem acatar. Essa livre manifestação, assim como as diferentes visões se alinhavam ao modo da cultura politeísta.

Em momentos posteriores, o politeísmo cede seu espaço ao monoteísmo e com isso também o imaginário e o entendimento das relações sociais se impregnam dessa forma de entendimento. Assim, a ideia de líder e liderança deixa de ser um processo compartilhado e se encaminha para algo de natureza piramidal, onde um modelo vigente passa a atuar inibindo novas possibilidades. Modelos vigentes dessa natureza tendem a se sustentar e se preservar, raramente a se transformar. A partir de sistemas dessa natureza, a única forma possível de transformação acontece nas crises, onde algo fundamentalmente equivocado pode se mostrar com maior clareza e impossibilitado de manter sua sustentação.

A certeza que tais modelos impõem, aliada ao fechamento ao novo, sela seu destino crítico. Sistemas unilaterais e indisponíveis a incorporarem pensamentos diversos tendem a se cristalizar e enrijecer com o tempo. Esse enrijecimento e incapacidade de incorporar o novo em seu bojo constitui a causa de sua decadência. A chance de sistemas dessa natureza sobreviverem seria incorporar a seus *modus operandi* uma atenção a tudo o que não fosse científico ou cognoscível. Denomina-se isso de "não saber". Quando um modelo permite espaço ao não saber, assume a atitude magna para sua sobrevivência. Pois é esse não saber que o permeabiliza às mudanças e transformações para que o sistema sobreviva. Integrar novas ideias é uma forma de morte saudável em que a renovação é a consequência. O conhecimento não científico e a atitude de não saber aliados à escuta atenta e amorosa são ingredientes a serem seriamente considerados em estruturas de liderança compartilhada.

---

[5] Laloux, F. *The future of management is teal*, HEALTHCARE, July 6, 2015.

Em 430 a.C., uma praga atingiu Atenas, matando vinte e cinco por cento da população. Em 1347 d.C., a peste bubônica atingiu a Europa ocidental por quatro anos, matando cinquenta por cento da população. A praga de Atenas levou ao colapso de sua religião, normas culturais e da democracia incipiente naquela cultura. É de se notar que estes eventos na Grécia ocorrem em momento que se passava de uma condição politeísta prevalente para o monoteísmo. Teria este fato relação com o surgimento das monarquias absolutistas e do autoritarismo na sociedade daquele tempo e em seguida? Deixava-se de adorar forças da natureza como divindades para concentrar a adoração em um único deus onipotente, onipresente, onisciente e infalível. Não nasceria aí a necessidade de sempre se seguir um líder condutor de pessoas em diferentes empreitadas humanas? Em contraste com a praga de Atenas, a peste bubônica na Europa acabou levando ao Renascimento, um crescimento da arte, da ciência e do humanismo. O que se reserva para a humanidade no pós-Covid?

Sumário

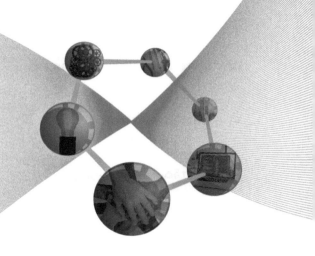

I   **Liderança Compartilhada, 1**
      Haino Burmester
- The learning organizations
- Capitalismo consciente
- O King's Fund
- Morning Star
- Semco Style Institute
- Open leaders
- Frederic Laloux e o livro reinventando as organizações"
- Collective leadership Institute (CLI)
- Pierre Levy e a inteligência coletiva
- Métodos ágeis de gestão
- Holacracia
- Espiral
- Peter Gronn
- Patagonia
- Unbossing
- Ações genéricas atuais e antigas
- Economia compartilhada e economia colaborativa

II   **Comportamento Humano, 31**
      Regina Sotto Maior

III **Representar Papéis, 37**
      Haino Burmester
      Ricardo José de Almeida Leme

IV   Livre Arbítrio e Valores, 45
Nancy Val y Val Peres da Mota

V   Gestão e Astrologia, 53
Ricardo José de Almeida Leme

VI   Gestão e Psicologia, 57
Regina Sotto Maior
Haino Burmester

VII   Programa Compromisso com a Qualidade Hospitalar, 67
Haino Burmester
- Histórico
- Missão do programa
- Valores do CQH (à época abordada na elaboração deste livro)
- Entidades mantenedoras
- Entidades apoiadoras
- Produtos
- Esboço simplificado do roteiro de visita
- Modelo de gestão
- Fundamentos da gestão
- Avaliação do ciclo da gestão
- Documentação obrigatória para realização da avaliação
- Porte

VIII   A Pesquisa, 81
Haino Burmester
- Mapa astral
  - Ricardo José de Almeida Leme
- Grupo Focal
  - Regina Sotto Maior e Nancy Val y Val Peres da Mota
- Pesquisa de campo exploratória
  - Nancy Val y Val Peres da Mota

Liderança Compartilhada

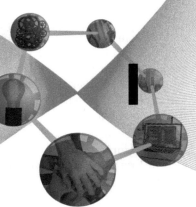

Haino Burmester

> "Se todos têm que pensar fora da caixa,
> talvez a caixa é que precisa ser mudada".
>
> Malcolm Gladwel

Neste Capítulo, o livro oferece ao leitor uma visão abrangente que o conceito de liderança coletiva já alcança na literatura sobre administração e nas práticas administrativas do Século XXI, de acordo com diferentes autores ou conceitos. Pela revisão da literatura se nota que vários autores defendem posições mais democráticas, inclusivas e participativas na administração, com isso talvez pretendendo demonstrar suas insatisfações com a maneira como as organizações estão sendo administradas.

Contudo, eles não vão ao cerne da questão que é o questionamento profundo das estruturas de poder na sociedade; da falta de transparência na administração das organizações; da falta de liberdade para que a criatividade das pessoas possa se manifestar, contribuindo para a melhoria das organizações; na falta de confiança mútua entre os membros de uma mesma organização; na exclusão de talentos que, por serem membros de minorias desconsideradas pelo *mainstream* da sociedade, não lhes é permitido contribuir. Nota-se que os autores citados circundam o problema sem admitir a profundidade das mudanças que precisam ser feitas. Talvez isto se deva à falta de compreensão das devidas dimensões do problema ou pela falta de ousadia e coragem para enfrentar a dura realidade que precisa ser modificada. Ou ainda, porque o momento da mudança não chegou. Daí a preocupação com circundar o problema reconhecendo-o indiretamente sem, contudo, ir à raiz das disfunções observadas na sociedade. Prefere-se tergiversar sobre a superficialidade dos problemas, oferecendo soluções parciais e bem-intencionadas, mas sem enfrentar com determinação a essência dessas disfunções. O momento e as expectativas da sociedade anseiam por mudanças profundas na maneira de se fazer as coisas, causando menos insatisfação, ansiedades e desesperança.

Quando pessoas s reúnem por um ideal, pode haver muito mais envolvido que apenas o movimento individual de cada participante. A reunião de pessoas alinhadas a um ideal predispõe ao aparecimento de fenômenos que transcendem a matemática comum, onde o resultado é a soma simples de parcelas. O sucesso como epifenômeno, maior que a soma das partes, pode ser o resultado de encontros de ideais alinhados a necessidades humanas prementes. Como se uma força de facilitação operasse como catalizadora de processos.

Esse fenômeno de potencialização estudado por Sheldrake foi nomeado como campo mórfico.[1] Um impulso que se soma ao aspecto formal material de todo planejamento e que afeta de forma expressiva os resultados e o impacto dos mesmos. Se manifesta quando pessoas se reúnem ao redor de propósitos comuns com um ímpeto que mobiliza forças desconhecidas pelos próprios envolvidos. É comum que se observem fenômenos dessa natureza quando os envolvidos estão imbuídos da sensação plena de sentido no compromisso com o projeto em questão. Assim, além do impulso pessoal, que por si potencializa o resultado positivo da empreitada, podem ocorrer situações que atuam como agentes catalizadores do sucesso.

Entre essas situações de catálise se destaca o achatamento de pirâmides hierárquicas, conexões inconscientes, situações que promovem processos de autoconhecimento, estimuladores de aumento da sensação de pertencimento, inibidores de situações que predisponham ao desengajamento.

Quando a ordem de uma pirâmide hierárquica é achatada, ou seja, os diretores se aproximam em termos de discussão de problemas e atuação em níveis piramidais operacionais de base, ocorre um estímulo natural de natureza bilateral. Por um lado, a autoestima do profissional de base é estimulada e por outro a sensação de proximidade e pertencimento aos meandros da estrutura da empresa estimula forças de interesse das pessoas em posições diretoras, o que favorece a flexibilização de políticas de transformação. A tomada de decisão se torna mais clara e a coragem para tal é estimulada pela clareza que a experiência viva no nível básico de funcionamento da empresa proporciona. Períodos de achatamento piramidal podem ser usados como princípio transformador em empresas saturadas ou em processo de estagnação. Além de transformador para a estrutura da empresa é inevitável que essa prática também transforme individualmente cada uma das pessoas que se permita passar pela experiência.

Outro mecanismo que catalisa impulsos de desenvolvimento diz respeito às crises secundárias e processos externos à empresa, mas que servem como mobilizadores das pessoas para que o melhor enfrentamento aconteça. São exemplos situações extremas como pandemias, mudanças governamentais, crises econômicas e fenômenos difusos que acometem uma população e que requerem ou convidam a uma mudança funcional. Essa mudança, se bem orquestrada, pode atuar como impulso dinâmico para dissolver vícios institucionais arraigados que em tempos de normalidade seriam obstáculos intransponíveis ou indisponíveis a mudanças.

Olhar a crises como oportunidade não é algo recente e pede atenção para, nesses momentos, se abandonar a atitude queixosa e de lamentos em favor daquela proativa de ser a mudança ou o estímulo para a mesma. A pandemia de 2020 é um fenômeno dessa natureza, que predispôs em paralelo ao sofrimento mundial a inúmeras situações de desenvolvimento e sucesso empresarial impulsionados pelo espírito de grupo estimulado pela "luta" contra o

---

[1] Sheldrake, R. "*Mind, Memory, and Archetype: Morphic Resonance and the Collective Unconscious*". In: *Psychological Perspectives*. 1987. Disponível em acesso em 10/05/23

inimigo comum. Algo semelhante ao processo que unifica uma nação dividida e em luta interna, quando atacada por um inimigo externo. Apesar de desconfortáveis em um primeiro momento, crises geradas por guerras e pandemias estimulam, como efeito colateral, o crescimento e o desenvolvimento para um nível superior de experiência de comunhão a posteriori.

A seguir, alguns exemplos tirados da revisão da literatura. Neles se notarão condutas que podem ajudar na implantação da liderança compartilhada, desde que esta venha no bojo de uma transformação radical de paradigmas de comportamento pessoal e organizacional, com mudança nas estruturas de poder, transparência nas ações, confianças mútuas e abandono de manipulações.

The learning organizations

Peter Senge, em seu livro "A Quinta Disciplina" fala sobre "comunidades de liderança" como o exercício da liderança por meio de um processo compartilhado. Ele diz que a liderança pertence mais às redes empresariais do que à hierarquia formal da empresa.[2]

No livro, Peter Senge busca mostrar para as pessoas, tanto do ponto de vista pessoal como profissional, que a visão sistêmica pode mudar o entorno de uma organização. O livro de Peter Senge é uma ferramenta para ser usada na reestruturação de uma organização; por meio dela, as pessoas que trabalham numa empresa podem adquirir visão ampla do que seja a administração.

No livro, Peter Senge mostra quais são as cinco disciplinas, necessárias para fazer a gestão das "organizações que aprendem", sendo uma complementar à outra. Elas trabalham juntas com o objetivo de criar uma "organização que aprende". As cinco disciplinas são: domínio pessoal, modelos mentais, visão compartilhada, aprendizagem em equipe, e pensamento sistêmico.

O pensamento sistêmico pode ser considerado a base para as "organizações que aprendem". Ele enfatiza a importância da reestruturação dentro das organizações, com conceitos e modelos mentais que devem mudar a visão da gerência e das pessoas que nelas trabalham.

No primeiro capítulo da "Quinta Disciplina", são apresentadas as ferramentas que servem para mudar a ideia que o mundo é feito de forças separadas, sem relações entre si. A partir do momento que se tem consciência disso é possível construir "as organizações que aprendem" onde as pessoas expandem continuamente suas capacidades de criar os resultados que querem.

Segundo Senge "as organizações que aprendem são possíveis, porque no fundo todos somos aprendizes". Para ele é fundamental que as cinco disciplinas se desenvolvam em conjunto. Por isso o pensamento sistêmico, a quinta disciplina, integra as demais.

O significado de uma "organização que aprende" é o da expansão na capacidade de criar o futuro. Pesquisas mostram que são poucas as organizações que chegam a um determinado lugar no mercado. Nestes casos existem problemas que não são solucionados, soluções que não existem, enfim acaba se tornando uma bola de neve, e no final o que parecia normal, acaba virando em prejuízo. Sem saída as empresas optam por fechar.

---

[2] Senge, P. *The Fifth Discipline- The Art and Practice of The LearningOrganization*, Doubleday, New York, 1990. 6.Baseado no artigo de Thayse Santos, no portal Administradores.com, em 04/01/2013.

Se as organizações trabalharem com suas deficiências, os resultados positivos vão aparecer, isto é o que falta nas empresas que não apreendem o pensamento sistêmico. A partir do momento que existe a apreensão, há identificação destes problemas. Por menores que sejam os problemas já se devem buscar condições para a mudança visando trabalhar as avaliações feitas.

No primeiro capítulo do livro podem-se ver várias formas que possibilitam melhor gerenciamento dos processos. Com o conhecimento das cinco disciplinas é possível fazer avaliação nos processos de melhoria.

No capítulo dois, a quinta disciplina se mostra com as leis que são importantes na reestruturação das organizações.

O pensamento sistêmico é uma disciplina que enxerga o todo; é um conjunto de princípios, uma mudança de mentalidade. Quando entendido este conceito percebe-se que a responsabilidade não é de uma pessoa, mas sim de um grupo. Estes são alguns dos muitos motivos da importância dada ao pensamento sistêmico. Dentro do pensamento sistêmico também existem percepções que podem ajudar na busca por reestruturação. Alguns destes são os arquétipos do sistema. Segundo o autor "eles revelam simplicidade subjacente à complexidade dos problemas gerenciais". Algo que ser ressaltado quanto aos arquétipos do sistema é o princípio gerencial que diz: "não force o crescimento, elimine os fatores que o limitam".

No capítulo três, é abordada à importância do aprendizado coletivo pois a forma individualizada não dá garantias quanto ao aprendizado da organização. Segundo o autor alguns líderes organizacionais já estão reconhecendo à necessidade de reestruturar a filosofia empresarial. A visão compartilhada é fundamental para a organização que aprende, pois ela dá suporte para o foco e a energia de aprendizado.

A disciplina de domínio pessoal é conhecida também como a do crescimento e aprendizado pessoais, pois foi comprovado que pessoas com alto nível de domínio pessoal acabam por expandir sua capacidade de criar em suas vidas os resultados que buscam. São pessoas que buscam o aperfeiçoamento, pois nunca estão satisfeitas com seu aprendizado.

No capítulo quatro são mostradas as diferenças entre a abertura participativa e a reflexiva. Segundo o autor a participação, condiz com expor abertamente os pontos de vista, já a reflexiva é caracterizada pela abertura mental, o primeiro passo para uma escuta atenta e para uma conversa construtiva.

No começo está o domínio pessoal, pois é a partir da disposição das pessoas em ver os problemas que se começa a perceber soluções para eles. É preciso estar disposto a aprender. Criar organizações voltadas para o aprendizado não é um trabalho fácil. Seja qual for o processo, pode durar um bom tempo, mas é um trabalho que deve ser feito.

As culturas das empresas não são construídas do zero, elas evoluem, conservando e aperfeiçoando o que dá certo e abandonando o que dá errado, porém esta não é o que fazem todas as todas as empresas. Muitas continuam com suas características antigas, com processos que não evoluem, sem buscar o crescimento.

Segundo Peter Senge, "uma maneira de ajudar as pessoas a encarar os problemas em termos de estruturas sistêmicas e modelos mentais é não pensar apenas em acontecimentos de curto prazo. Isso pode ajudar a perceber as forças que dão forma à realidade e como as pessoas são partes destas forças e podem afetá-las".

A humanidade se encontra em um processo de reinvenção de tudo que é prevalente na administração. O que se desenvolve ao longo dos últimos séculos não pode ser mudado em pouco tempo. A mudança se dará aos poucos, com o objetivo de ajudar cada vez mais as organizações a mudar suas maneiras de pensar e agir.

O capítulo quatro serve de base para entender o papel do líder, o qual pode ser desastroso, quando não se compreendem as aspirações da equipe que trabalha com ele. No velho paradigma, quando se fala em líder, as pessoas já imaginam aquele ser autoritário responsável pelo bom funcionamento ou não da organização. As pessoas criam a visão que as mudanças só irão acontecer se os líderes guiarem o processo. Ledo engano.

O último capítulo, conta a experiência de um astronauta, que sofreu um "impacto especial de aprendizado sobre a teoria de sistemas ao compreender que a biosfera, assim como toda a vida na terra, se constitui em um só organismo vivo". Foi por meio desta experiência que o astronauta conheceu os princípios do pensamento sistêmico.

As disciplinas de aprendizagem podem ser analisadas em três níveis: práticas, princípios e essências. Embora as cinco disciplinas sejam usadas em todas as fases do processo gerencial sentir, presenciar ou realizar são individualizadas nas diferentes áreas. Segundo Peter Senge a fase de realizar, não só cria alternativas bem-sucedidas ao sistema atual, como continua aprofundando o entendimento compartilhado e melhorando a compreensão dos gestores.

A visão atual que as pessoas têm de seus líderes é tradicional e, como o próprio Peter Senge diz, obsoleta. Não é uma visão sistêmica. Os líderes não conseguem ser responsáveis por tudo dentro da empresa. Enquanto esta visão da onipotência e onipresença dos líderes permanecer nas empresas sempre prevalecerá o foco no curto prazo e não nas forças sistêmicas e no aprendizado coletivo. As pessoas devem querer fazer a diferença dentro de sua função entendendo que pode se mudar muita coisa.

Pode ser percebido pelos relatos de gestores e das pessoas que trabalham nas grandes empresas, que o pensamento sistêmico e demais disciplinas são um grande diferencial na reorganização de seus objetivos e metas, permitindo o crescimento e melhores condições de trabalho para todos.

O trabalho em equipe é o que sustenta a empresa. Não há empresa sem pessoas e deve se explorar o que de melhor cada uma delas tem de forma diferenciada, fazendo com que se sintam valorizadas, quando suas sugestões de melhorias são aceitas e fazem diferença dentro da organização. Faz com que os envolvidos no processo acabem comprometidos com o todo, e não somente aceitem o que lhes foi proposto.

Mesmo com todos os exemplos citados ao decorrer do livro sobre as empresas que aderiram ao pensamento sistêmico, isto ainda é pouco. Muitas organizações ainda têm visão estreita, onde opiniões não são aceitas, as pessoas apenas desempenham suas atividades, às vezes sem entender como é o processo dentro do seu local de trabalho e isso acaba gerando o fechamento de muitas delas.

Pode-se concluir que organizações devem repensar suas estruturas e treinamentos, gerando melhorias e proporcionando melhores condições de trabalho. O livro de Peter Senge é fundamental para este processo.[3]

---

[3] Senge MP. A Quinta Disciplina: Arte e prática da organização que aprende. 26ª Edição. Rio de Janeiro: Best Seller, 2010. http://pt.wikipedia.org/wiki/A_Quinta_Disciplina".

Capitalismo consciente

O Capitalismo Consciente é um movimento global que se originou nos Estados Unidos a partir de um estudo acadêmico conduzido por Raj Sisodia, Jaf Shereth e David Wolf. O estudo queria verificar como algumas empresas conseguiam manter alta reputação e fidelidade dos clientes sem ter investimentos maciços em publicidade e marketing.

Antes de ser publicado, o estudo chegou ao conhecimento de John Mackey, CEO da *Whole Foods*, que identificou no manuscrito muitas características e atitudes que há muitos anos já aplicava em sua empresa. Posteriormente, com a contribuição de Mackey, o estudo evoluiu para o livro *Firms of Endearment* (traduzido no Brasil como "Empresas Humanizadas"), publicado em 2007, que explana como as empresas lucram a partir da paixão e propósito. A prática é baseada em quatro princípios: Propósito Maior, Cultura Consciente, Liderança Consciente e Orientação para os grupos de interesse.[4]

- Propósito maior: um propósito que transcende à maximização do resultado financeiro é o ponto de partida de uma organização consciente. É ele que dá sentido e energia às organizações e mantém as pessoas unidas em momentos de crise. O lucro deve ser consequência natural quando a empresa atua com um propósito elevado e constrói negócios com base em solidariedade. Peter Drucker já destacava que: "toda empresa exige um compromisso coletivo de objetivos comuns e valores compartilhados... Sem isso, não há empresa, só um bando de arruaceiros".

- Cultura consciente: a cultura deve estar baseada em sete elementos: confiança, prestação de contas, transparência, desejo genuíno de cuidar, integridade, lealdade e equitativo. Além de incluir aspectos já alinhados às recomendações de governança (como transparência), o movimento inova ao destacar a importância de temas como vontade de cuidar e equitativo. A combinação dos sete pontos gera um ambiente sadio no qual as pessoas se sentem psicologicamente seguras para tomar decisões.

- Liderança consciente: as empresas atualmente se caracterizam, em grande parte, por lideranças militares ou mercenárias. Enquanto o primeiro arquétipo opera com base no "fala quem pode, obedece quem tem juízo", o segundo administra de olho apenas nos números e sem paixão pelo negócio. Para o capitalismo consciente é necessário evoluir para líderes com elevada maturidade, inteligência analítica, emocional, moral e sistêmica. Para isso, os líderes devem exibir valores como empatia, cooperação e visão mais intuitiva. Eles devem se ver como curadores de suas organizações, cuja motivação principal é o desejo de servir e deixar um legado positivo para a sociedade.

- Orientação para os grupos de interesse: empresas conscientes devem procurar satisfazê-los como um fim em si, e não como um meio para se fazer o máximo de lucros. No paradigma atual, um bom executivo é aquele que faz as trocas mais favoráveis para os acionistas. Essa mentalidade de trade-off representa um pensamento de "soma zero": se alguém ganhar, alguém tem de perder. Segundo o movimento, assim como encontraremos *trade-offs* se os procurarmos, acharemos sinergias se as procurarmos. Logo, os executivos devem se concentrar em "aumentar o bolo" para todos os *stakeholders*, em vez de apenas dividi-lo da forma mais vantajosa para os acionistas.

---

[4] Alexandre Di Miceli da Silveira, Capital Aberto 53, Março-Abril 2017.

O capitalismo consciente deve passar a ser uma fonte de inspiração para empresas que desejam estar sintonizadas com o estado da arte administrativa no século XXI. Ele conquista um número crescente de adeptos e sedes em dezenas de países, incluindo o Brasil.

Bob Chapman, no Segundo Fórum Brasileiro do Capitalismo Consciente disse: "em todos os setores da sociedade vejo a mesma coisa: líderes focados em seu sucesso, enquanto usam as pessoas em suas organizações simplesmente como um meio. Essa doença do interesse próprio parece estar progredindo. Hoje, nos vemos em um mundo que tem gerentes, chefes, supervisores, administradores, mas, infelizmente não temos uma liderança consciente".[5]

O King's Fund

Trata-se de um fundo especial criado pelo governo britânico para estudar formas de melhorar o sistema de saúde da Inglaterra. Em relatório recente[6] o Fundo diz "que a liderança coletiva significa cada um assumindo suas responsabilidades pelo sucesso da organização como um todo – não apenas do seu emprego ou setor de trabalho. Isso contrasta com a abordagem tradicional de liderança, focada no desenvolvimento de capacidades individuais, negligenciando a necessidade do desenvolvimento da capacidade coletiva ou do desenvolvimento de líderes no contexto da organização em que trabalham. O Serviço Nacional de Saúde (NHS)", segue dizendo o relatório, "necessita de liderança do mais alto nível se quiser responder satisfatoriamente às pressões assistenciais e financeiras a que está submetido de forma nunca vista antes em sua história. Em relatórios anteriores já se discutiu a necessidade de avançar do conceito de líder herói para o da liderança compartilhada e distribuída por todo o Sistema".

A liderança coletiva, inclusiva e compassiva é agora cada vez mais reconhecida como essencial para a prestação de cuidados de alta qualidade e mudança cultural em todo o NHS. Na prática, isso significa mudar das estruturas tradicionais de comando e controle e liderança "heroica" para um modelo que distribui liderança para onde quer que a expertise, a capacidade e a motivação estejam dentro das organizações. Também significa que os líderes ouçam a equipe e cheguem a um entendimento compartilhado dos desafios que enfrentam, tendo empatia e apoiando-os, em vez de sempre impor decisões de cima para baixo. A liderança colaborativa, inclusiva e compassiva é essencial para oferecer cuidados da mais alta qualidade aos pacientes e abordar questões culturais profundas no NHS, incluindo níveis inaceitáveis de estresse, *bullying* e discriminação relacionados ao trabalho.

Para apoiar a equipe e melhorar o atendimento, a liderança em todos os níveis precisa ser coletiva, compassiva e inclusiva. O surgimento de parcerias de sustentabilidade e transformação e sistemas integrados de atendimento significa que os líderes também precisam cada vez mais das habilidades relacionais para liderar entre sistemas, em vez de apenas instituições individuais. A falta de diversidade entre os líderes seniores do NHS é inaceitável, e há uma necessidade premente de garantir que, em todos os níveis, a liderança dos sistemas de saúde e cuidados reflita a diversidade das comunidades que atendem. Mais médicos devem ser

---

[5] Jornal O Estado de São Paulo, consultado em 6 de novembro de 2021.

[6] Michael West *(The King's Fund and Lancaster University Management School)*, Kirsten Armit, e Lola Loewenthal *(Faculty of Medical Leadership and Management, London)*, Regina Eckert *(The Center for Creative Leadership, Belgium)*, Thomas West *(Aston Business School, Aston University)*, *(Allan Lee Manchester Business School)*, "*Leadership and Leadership Development in Health Care: The Evidence Base*".

apoiados para assumir funções de liderança e desenvolver suas habilidades de gerenciamento, com evidências sugerindo que a liderança clínica está associada a maior produtividade e melhor desempenho organizacional.

É importante destacar que a tarefa de liderar em saúde e assistência também está evoluindo. Espera-se cada vez mais que os líderes de saúde e assistência liderem além de suas instituições individuais, trabalhando como parte de sistemas locais para transformar a forma como os serviços são prestados. Isso coloca uma ênfase mais forte nas habilidades relacionais e na liderança compartilhada entre as muitas organizações com as quais eles precisam se envolver para melhorar a saúde e o bem-estar de suas populações.

A qualidade dos cuidados que os pacientes recebem depende, em primeiro lugar, da habilidade, compaixão e dedicação da equipe. Quanto mais engajados forem os funcionários, melhores serão os resultados para os pacientes e para a organização em geral; uma comparação das pontuações de engajamento na pesquisa da equipe do NHS com uma ampla gama de dados de resultados sugere que um forte engajamento da equipe está associado a uma melhor experiência do paciente, pontuações mais altas de inspeção e menores taxas de infecção e mortalidade.

No entanto, dados de uma pesquisa da equipe do NHS mostram uma força de trabalho que enfrenta grandes desafios culturais. A equipe do NHS continua relatando níveis preocupantes de estresse, *bullying*, assédio e discriminação no local de trabalho. Os funcionários também estão sob imensa pressão como resultado de severas pressões da força de trabalho, à medida que os serviços lutam para recrutar, treinar e reter funcionários suficientes. Quarenta por cento dos funcionários do NHS relataram sentir-se mal como resultado do estresse relacionado ao trabalho nos últimos doze meses. Treze por cento dos funcionários do NHS sofreram *bullying* ou assédio de gerentes no ano anterior, enquanto dezenove por cento sofreram de outros colegas.[7] Apenas sete por cento dos gerentes com mais responsabilidades no NHS são de origem étnica negra ou minoritária.[8]

A liderança desempenha um papel fundamental na formação da cultura das organizações, mas os líderes do NHS estão enfrentando desafios consideráveis, incluindo pressões financeiras e operacionais significativas e demandas regulatórias excessivas. Além disso, alguns relatam que eles próprios são alvo de maus comportamentos de liderança, muitas vezes de órgãos nacionais, que são o oposto da liderança compassiva e inclusiva que procuram praticar. Isso se reflete em altas taxas de vacância e curtos mandatos entre os líderes seniores que correm o risco de minar a cultura e o desempenho organizacional.

Liderança de alta qualidade será essencial para que o NHS cumpra as muitas metas ambiciosas estabelecidas no seu planejamento de longo prazo. Isso precisa começar no centro do sistema, com órgãos nacionais modelando de forma mais visível os comportamentos necessários dos líderes. O próximo plano de recursos humanos do NHS apresenta uma oportunidade para definir o que mais será feito para desenvolver e incorporar culturas de compaixão, inclusão e colaboração em todo o sistema.

A cultura é frequentemente descrita como "a maneira como fazemos as coisas por aqui" e é influenciada por vários fatores, incluindo os valores básicos da organização, a experiência

---

[7] NHS, Inglaterra, 2019.

[8] Equipe de Implementação da Igualdade Racial da Força de Trabalho do NHS, Inglaterra, 2019.

inicial dos funcionários e o comportamento dos líderes. Liderança e cultura estão fundamentalmente interligadas, e os líderes desempenham um papel crucial na aplicação bem-sucedida dos princípios da cultura para alcançar seus objetivos organizacionais.

Os funcionários são o maior ativo do NHS, mas vários desafios estão afetando significativamente a força de trabalho. Além das pressões severas da força de trabalho, incluindo muitas vagas de pessoal, as pesquisas mostraram que as experiências dos funcionários de trabalhar no NHS podem ser muito negativas. Na pesquisa de funcionários de 2018, 40% das pessoas relataram sentir-se mal como resultado de estresse relacionado ao trabalho nos doze meses anteriores, treze por cento disseram ter sofrido *bullying* ou assédio de gerentes e dezenove por cento experimentaram isso de outros colegas. Essas experiências moldam e são diretamente afetadas pela cultura na qual os funcionários trabalham. Líderes em todos os níveis desempenham um papel importante na melhoria da cultura das organizações em que trabalham.

Os líderes do NHS de hoje operam em um clima de extrema pressão, que é exacerbado por altos níveis de vagas e rotatividade das lideranças. Nossa pesquisa sugere que a atratividade dos papéis de liderança foi fortemente afetada por, entre outros fatores, pressões financeiras e operacionais e maior "personalização" do desempenho e atribuição de culpa por reguladores, outros órgãos nacionais e políticos.

A liderança clínica tem se estabelecido como um fator crítico para melhorar o desempenho das organizações de saúde. Estudos sugeriram que uma maior representação de médicos nos conselhos administrativos dos hospitais do NHS está associada a melhor desempenho, satisfação do paciente e melhores taxas de morbidade.

O plano de longo prazo do NHS se comprometeu a desenvolver e incorporar culturas de compaixão, inclusão, colaboração e maior diversidade em todo o NHS. Desde então, isso foi desenvolvido e expandido pelo plano interino de pessoal do NHS, com outras ações a serem incluídas no plano completo de recursos humanos. Para serem críveis e terem impacto, essas ações precisarão ser específicas, com prazos claros sobre como elas serão monitoradas e acompanhadas. Isso deve incluir os comportamentos do pessoal nos órgãos nacionais.

Morning Star

A *Morning Star Company* foi fundada por Chris Rufer, que ainda é o único proprietário da empresa. Desde a sua fundação, a *Morning Star* tornou-se líder mundial no mercado de processamento de tomate, com receitas totais de um bilhão de dólares anualmente. A *Morning Star* emprega permanentemente 600 funcionários e mais 4.000 trabalhadores sazonais se juntam à organização durante os cem dias da temporada de colheita.

A empresa atrai atenção por sua filosofia de gestão não usar métodos de supervisão, descrita pelo proprietário/fundador, Chris Rufer, como "autogestão". Os trabalhadores são incentivados a inovar de forma independente, definir as responsabilidades do trabalho e até mesmo tomar decisões de compra de equipamentos em consulta com especialistas. Da mesma forma, a compensação é baseada em avaliações feitas por pares. A empresa é totalmente auto gerenciada. Quando se trata de autogestão, muitas pessoas gostam de apresentar razões pelas quais não funcionaria para elas. "Só funciona para pequenas organizações" e "nunca funcionará com trabalhadores pouco qualificados" são alguns dos argumentos mais ouvidos. O sucesso da "Estrela da Manhã" prova que todos estão errados.

Para descobrir o que os torna tão bem-sucedidos, foi feita uma entrevista com Doug Kirkpatrick em São Francisco e outra nas instalações de produção da *Morning Star* em *Los Baños*. Doug está envolvido com a *Morning Star* desde os primeiros dias e atualmente atua mais como autor, palestrante e consultor em autogestão. Ele diz que: "autogestão não significa fazer tudo que você quer, mas trata-se de ser parte da determinação do que fazer". E ele continua dizendo que "tudo na *Morning Star* começa com dois princípios básicos: a gestão não terá sucesso se você não acreditar nesses dois princípios cruciais. Primeiro, as pessoas não devem usar força (física, mental, psicológica) umas sobre outras; todas as interações devem ser voluntárias. E segundo, as pessoas devem honrar os compromissos que assumem com os outros. A autogestão sem esses princípios está fadada ao fracasso".

Semco Style Institute

Ricardo Semler é um empreendedor brasileiro de reconhecido sucesso nacional e internacional que herdou de seu pai a Semco, uma fábrica de componentes para a indústria naval brasileira. Sem experiência administrativa anterior, a partir de 1982 ele a transformou num conglomerado com várias empresas que englobam, além da fábrica inicial, agências de viagem, hotéis, consultoria ambiental, corretagem de imóveis comerciais, serviços de inventários e gestão de portfólio. Para fazer estas transformações, ele usou os conceitos chamados por ele de "Semco Style".

Em 1988 lançou seu primeiro livro ("Virando a própria Mesa") contando a experiência ao começar sua jornada empreendedora e que se tornou um *bestseller*, com inúmeras edições em português, traduzido para inglês, com o título de "Maverick". Outras publicações de Semler incluem: *"The Seven Day Weekend: Changing the Way Work Works"*; e "Você está louco! – Uma Vida Administrada de outra forma". Para disseminar sua filosofia de gestão, Semler, um defensor intransigente da liderança democrática, criou, na Holanda, o *Semco Style Institute* cujo modelo de gestão traduz os princípios por ele desenvolvidos na sua empresa.

O *Semco Style Institute* foi fundado por três empresários holandeses com carreiras em educação e consultoria, apoiados por Ricardo Semler. Ele iniciou suas operações na Holanda, em maio de 2016 e oferece programas de treinamento para consultores, gerentes, agentes de mudança corporativa e empreendedores que desejam implementar uma Organização '*Semco Style*'. Essas organizações ajudam seus membros a terem uma vida profissional satisfatória e produtiva e uma vida particular saudável, com equilíbrio entre as duas, permitindo que a organização gere lucros saudáveis e sustentáveis. Espera-se que as organizações *Semco Style* tornem isso possível ao se organizarem sabiamente em torno de pessoas em vez de em torno de estruturas e procedimentos.

Na base deste modelo está o desenvolvimento de linhas de produtos, baseadas em núcleos de inovação tecnológica e depois em unidades satélites autônomas, base de todo o processo de descentralização de poder dentro da empresa. Ricardo Semler defende a democracia corporativa radical. Na sua visão podem-se criar melhores locais de trabalho, promovendo uma cultura que incentive as pessoas a questionarem por que as coisas são feitas da maneira como são feitas. Em suma, diz ele, é por meio do compartilhamento de poder que nas organizações a produtividade e a satisfação das pessoas podem andar de mãos dadas. É esta abordagem alternativa e inovadora de gestão que rendeu a ele reconhecimento internacional.

Ele acredita que dando poder às pessoas que trabalham numa organização podem se criar empresas mais sábias, ao mesmo tempo mais produtivas e ter uma força de trabalho mais feliz. Talvez para se entender melhor a gestão democrática, na visão de Ricardo Semler, uma boa tática seja ver o que ele chama, em seu e-book "Os dez mitos sobre a gestão democrática".[9] Ricardo Semler diz que, se os céticos forem ouvidos, a gestão democrática simplesmente não pode funcionar... e eles podem até estar certos em um ponto. Ninguém quer mudar seus negócios para pior. Mas, e se isso pudesse mudar para melhor? Seria necessário entender que os mitos comuns sobre a gestão democrática não funcionam.

Como CEO de uma grande empresa, Ricardo Semler já ouviu todas as objeções e experimentou uma variedade de estilos de gestão democrática. Em um *e-book* ele apresenta uma seleção dos dez equívocos mais persistentes que evitam líderes de implementar práticas democráticas em suas empresas.

1. **É utópico e ingênuo** ("É bonito na teoria, mas não posso aplicar na minha realidade"). Este equívoco é frequentemente ouvido ao discutir gestão democrática dizendo-se que todo o conceito é utópico, ou talvez até ingênuo. Que não há como fazer as pessoas realmente trabalharem juntas por conta própria, sem serem mandadas ou que tenham automotivação.

A autocracia, em negócios, forçando as pessoas a fazerem coisas em tempos cronometrados, leva a um grande desperdício do potencial humano e a uma enorme deseconomia de escala. Esses aspectos são geralmente esquecidos quando esses tópicos são discutidos. Se as pessoas tiverem um grau de liberdade elas apresentam mais produtividade. Se elas tiverem liberdade para decidir, de forma independente como, quando e onde querem trabalhar, irão gerar muito maior valor, mais do que o valor teórico percebido quando se tem as pessoas sob controle. Gestão democrática pode parecer utópica agora, mas uma mudança de paradigma pode torná-la realidade.

2. **Cria anarquia** ("Cria falta de respeito e subordinação aos líderes; as pessoas farão o que quiserem"). Aqui diz-se que gestão democrática apenas leva à anarquia. Baseia-se na suposição de que se não se está constantemente ciente de tudo o que acontece, não se está realmente no controle. No entanto, essa impressão de que alguém consegue saber tudo que está acontecendo só dá uma aparência de controle. É aí que as tentativas de controlar tudo se tornam gestão contraproducente. Suponha que se esteja contratando uma pessoa. Há alguma coisa que um necessita e o outro está disposto a dar por um salário e tempo como parte de um projeto. Se todos que trabalham esses componentes forem incapazes de autogestão, então, de fato tudo pode se transformar em anarquia. Se se pensar sobre isso, não existe nada verdadeiramente significativo na vida humana, seja guerra, biologia, trânsito, que não sejam autocontrolados. É simplesmente bobo pensar que a autogestão é inerentemente anárquica e que as pessoas farão tudo o que elas quiserem em vez de concordarem, entre elas como fazer. Uma vez que as pessoas são tratadas como adultos, elas dizem o que pretendem fazer e fazem. Elas são muito mais organizadas e controladas do que parecem.

---

[9] Este *e-book* é baseado em uma série de vídeos com Ricardo Semler, produzidos pela empresa irmã do Semco Style Institute, LeadWise (www.leadwise.co).

3. **Não funciona em grande escala** ("Pode funcionar em estruturas menores, mas não em grandes multinacionais"). A ideia da não escalabilidade surgiu há vinte anos, quando a Semco ainda era uma pequena empresa. À medida que a Semco cresceu para ter milhares de funcionários em uma determinada unidade de negócio ou muitos milhares na empresa como um todo, se descobriu que o tamanho não fez nenhuma diferença.

Funciona tão bem para grandes multinacionais como faz para pequenas empresas. Porque? Essencialmente porque são pequenos grupos de pessoas que interagem. Esse conceito opera em uma premissa inteiramente diferente da ilusão de tentar controlar cem mil pessoas ao mesmo tempo.

Todas as formas de colaboração são baseadas em pequenos grupos de pessoas com um propósito comum, interagindo com outros pequenos grupos de pessoas com propósitos que coincidem temporariamente. Esses grupos de oito a doze pessoas atuam baseados em liberdade, transparência e autogerenciamento. Em princípio, não são muito diferentes dos muitos grupos que já existem nas empresas.

Na Semco, são milhares operando ao mesmo tempo e funciona perfeitamente. Funciona tão bem agora como quando ela tinha apenas cinquenta funcionários. Em qualquer organização, grande ou pequena, o tamanho efetivo do grupo permanece praticamente o mesmo se cada grupo tem permissão para se auto gerenciar.

4. **É antiquado** ("Pode ser que funcionou nos anos 80 ou 90, mas agora é um mundo inteiramente novo"). A maneira como as pessoas trabalham juntas e os problemas que surgem com a colaboração ou sem ela, não mudam. As questões tribais, a antropologia por trás de como uma empresa está estruturada ainda são as mesmas. Dando liberdade às pessoas para se expressarem da maneira que mais lhes convém e deixando em suas mãos como fazer e quando entregar seus trabalhos, se estará dando a elas a propriedade do que eles fazem. O mundo mudou. O caminho das pessoas trabalhando juntas não tem volta. Colaboração é tudo menos antiquado.

5. **Não é sustentável** ("Pode funcionar por algum tempo, mas, eventualmente, vai ficar fora de controle"). Às vezes as pessoas dizem que gestão democrática não parece uma solução sustentável. Agora, é preciso levar em conta que a Semco tem feito isso por mais de trinta anos. Então, parece até redundante abordar a questão da sustentabilidade.

Imagine-se as pessoas que trabalham num lugar onde elas realmente querem trabalhar e têm controle sobre o que fazem e como fazem. Um lugar onde elas podem se vestir como querem e são pagas da forma que querem. Por que as pessoas vão querer trocar isso por trabalho sob regime autoritário, voltando ao velho horário das nove às cinco?

Progresso contínuo e evolução na vida das pessoas vai manter a empresa atualizada, em vez de permitir que seja sufocada por aderir à mesma abordagem de lavagem cerebral no mundo corporativo isolado. Melhoria Iterativa e contínua é o máximo em abordagem sustentável.

6. **Custa muito caro** ("Se a pessoa que trabalha na sua empresa reajusta seu próprio salário, isso pode se tornar muito pesado para a companhia"). Isto está baseado

no medo que as pessoas vão começar a pedir mais dinheiro do que eles fariam em qualquer outro lugar. A preocupação é que esses salários mais altos tornariam os negócios ou produtos da empresa muito caros, e, portanto, seria insustentável. No entanto, o que se viu nos últimos trinta anos é que quando se dá às pessoas informação sobre o contexto de seus salários e custos da empresa, é fácil para eles verem qual seria um salário justo.

Esquemas de participação baseados nos lucros das empresas, torna as pessoas propensas a tomarem medidas relacionadas com a redução de custos. Raramente se vê essa atitude em outras empresas, porque as pessoas parecem não adquirir um senso de propriedade. Pessoas que definem seus próprios salários ajudam a manter o quantitativo de pessoas realmente necessário e criam um ambiente mais harmônico.

7. **Desperdiça muito tempo.** As empresas de hoje exigem adaptabilidade e capacidade de tomar decisões rápidas. Para satisfazer essas exigências, muitas empresas adotaram os processos *Lean, Scrum e Agile* como formas de trabalho. Existe um mito persistente de que a gestão democrática não vai conseguir acompanhar esses processos.

Mas o fato é que a gestão democrática não exige regras ou regulamentos, removendo restrições presentes em empresas tradicionais. Gestão democrática significa trabalhar de maneira tão rápida como nesses outros processos ou, talvez, até mais rápido. Quando o a estrutura da empresa está configurada para incentivar as pessoas a fazer o que acreditam, facilitando colaboração e propósito comum, não há nada que segure as pessoas. A gestão democrática é tão enxuta e ágil quanto possível, liberando todo o potencial da empresa.

8. **É muito arriscado.** Um equívoco comum ouvido de pessoas que trabalham em ambientes muito regulados – como bancos ou grandes instituições – é que esta forma de trabalhar é impossível devido aos riscos. O que se argumenta é que a gestão democrática abriria a organização para riscos inaceitáveis. O que se quer dizer com isso é que só há um caminho para cumprir todas as regras e regulamentos: seguir as regras específicas em ordem específica.

Em vez disso, se viu ao longo dos últimos trinta anos que se as restrições de ética e legais forem bem explicadas e discutidas as pessoas são muito capazes de trabalhar dentro deste referencial, assim como também são capazes de lidar com as restrições da vida cotidiana. É preciso confiar na capacidade de julgamento e senso de responsabilidade das pessoas. O profissionalismo delas foi o que motivou suas contratações.

9. **Só funciona se você mudar tudo.** Existe uma ideia muito persistente que a implantação da gestão democrática é uma abordagem do "tudo ou nada". Mas o fato é que há muitos elementos que podem ser implantados em um tempo e ritmo próprios.

Comece dando liberdades em determinados setores, configurando ciclos de avaliação nos seis meses seguintes e usando essas informações para ver o que funciona na organização. Quando se sentir satisfeito com os resultados pode-se adicionar outros elementos sem necessidade de reconstruir a empresa de baixo para cima. A mudança não é algo que acontece da noite para o dia e ela só acontece quando se começa EM algum lugar.

10. Leva muito tempo. Na agitação cotidiana, as pessoas tendem a buscar resultados rápidos. Quer seja porque as pessoas se sentem pressionadas pelo mercado, acionistas ou chefias, a solução rápida muitas vezes parece a mais atraente. Que não se confunda a adrenalina da tomada de decisão rápida com a convicção de que se está tomando uma ação consciente. Veja-se, por exemplo, o processo de contratação. Optar por contratar alguém o mais rápido possível, pode parecer como se estivesse resolvido o problema, mas as chances de encontrar a pessoa certa naquele momento podem ser muito pequenas. Em vez disso, é muito melhor parar e pensar antes de iniciar o processo de contratação. Descubra que tipo de pessoa realmente é necessária e deixe os candidatos virem para mais entrevistas e reuniões. Então, as decisões podem ser tomadas.

Open leaders[10]

A Mente Coletiva ou *Mastermind*, como alguns também a chamam, é a coordenação de conhecimento e esforço de duas ou mais pessoas, que trabalham em direção a um propósito definido, no espírito de harmonia. Segundo este conceito, quando duas mentes se unem, uma terceira força sinérgica, invisível e intangível se forma e pode ser comparada à uma terceira mente. A Mente Coletiva é uma ferramenta eficaz para a implantação da colaboração nas empresas e organizações que utilizam o modelo *Open*.

Mas o que acontece exatamente em um grupo que utiliza verdadeiramente a Mente Coletiva? Sinergia, transparência, confiança, compromisso, entusiasmo e admiração entre os participantes. Dentro de um grupo *Open*, se aprenderá a escutar e a ser escutado. Com o tempo, começará a se entender que cada participante tem o seu jeito especial de ver o mundo, uma maneira diferente de contribuir para a construção coletiva. Passará a admirá-los por serem diferentes e ficar curioso para saber o que têm a dizer.

Os participantes de um grupo que utiliza a Mente Coletiva desafiam-se uns aos outros para criar ideias, definir caminhos e implementar objetivos. Há apoio com honestidade, respeito e empatia. O grupo funciona ao mesmo tempo como catalisador para o crescimento e um "advogado do diabo", sem apego a ideias e crenças pessoais, apenas com o entendimento de que são novas alternativas a serem consideradas. A força desse grupo vai ser gerada em parte por sua diversidade.

> Quando o potencial do grupo é atingido, a Mente Coletiva proporciona um ambiente seguro para que todos possam se abrir sem medo de serem discriminados ou julgados.

Os leitores verão no capítulo reservado para a descrição da pesquisa sobre o CQH, que o Programa, em vários momentos de sua história conseguiu esta conexão entre seus participantes. Que o poder do coletivo entre eles foi suficientemente forte para criar um fluxo de criatividade e empreendimento.

---

[10] Merllo P, et al. Open Leaders – proibido para mentes fechadas. Curitiba: Voo, 2019. O texto que aparece neste capítulo pretende ser uma coletânea das ideias do livro e baseado em texto produzido por Govana Bratti, uma das autoras.

Diferentes pontos de vista são excelentes elementos para a construção da Mente Coletiva. Por meio dela surgem novas ideias, como se viessem de uma influência externa. E aí está a diferença entre um grupo trabalhando simplesmente em cooperação e um grupo trabalhando em colaboração através do modelo *OPEN*. Uma experiência única e libertadora.

> Quando a Mente Coletiva é criada, todos do grupo têm a possibilidade de acessar e de adquirir conhecimento do subconsciente do outro. Esse poder do coletivo estimula a mente num grau superior de vibração, como se passasse a ter uma imaginação mais viva e criativa, um sexto sentido.

A YPO – *Young Presidents' Organization*[11] usa parte dessa técnica nos fóruns para trocas de experiências entre os líderes, sem sequer perceber que está incentivando a criação de uma Mente Coletiva entre seus participantes. Esses fóruns são a base da organização globalmente conhecida que conecta líderes unidos e engajados de empresas e organizações no mundo todo.

No *Open*, se utiliza a Mente Coletiva como uma ferramenta para potencializar o poder do grupo, para estabelecer a conexão e libertar o real poder do trabalho coletivo. Assim, ela pode ser usada em qualquer tipo de reunião em que haja o desejo de extrair o melhor resultado daquele grupo.

Na *Open Leaders*, é usada a Mente Coletiva em quase todas as reuniões, sejam elas reuniões de conselho, de criação e aperfeiçoamento do modelo *Open*, em construções das dinâmicas dos eventos, nos grupos de mentoria coletiva, enfim, no *Open*, a Mente Coletiva faz parte da rotina diária.

A verdadeira conexão por meio da Mente Coletiva só acontece com um ingrediente importantíssimo e insubstituível: a transparência. Ela é necessária para a construção da confiança, uma vez que não há possibilidade de a Mente Coletiva ser formada se, dentro de um grupo, as pessoas não confiarem umas nas outras. É como uma semente plantada no meio de um deserto sem uma gota d'água. Ela nunca se transformará em planta.

> Sem transparência não há confiança.

Assim, o primeiro passo é a criação de um ambiente seguro para que os participantes possam se expressar. Na prática, isso significa ter transparência, sem julgamentos nem verdades absolutas. Precisa-se desse ambiente seguro para que todos possam se abrir sem medo de serem discriminados ou julgados. E aí fica a pergunta: quantos lugares o deixam à vontade para mostrar quem você é verdadeiramente, sem medo de ser julgado, discriminado ou recriminado?

A maioria das pessoas adapta sua personalidade de acordo com o ambiente a que é exposta e pela necessidade de se sentir aceita. Só aqui, já se tem um enorme conflito entre a transparência necessária para o trabalho coletivo e a capacidade das pessoas se mostrarem de forma verdadeira. Afinal, se as pessoas não são verdadeiras consigo mesmas como o serão com os outros?

---

[11] Disponível em https://www.ypo.org/about-ypo/.

Os seres humanos têm enorme capacidade de adaptação. Isso é ótimo para a sobrevivência da espécie, mas péssimo para o desenvolvimento das pessoas. Sem perceber, elas acabam desenvolvendo máscaras para disfarçar quem são verdadeiramente. Como se tivessem um botão de liga/desliga, quando entram no trabalho ligam o modo pessoa jurídica, adaptando o comportamento ao que imaginam que os outros esperam delas. Depois, quando saem, passam para o modo pessoa física.

Por esse motivo, antes de começar a colocar em prática os pilares e as práticas *Open*, deve-se refletir sobre o ambiente que se oferece hoje à uma equipe. Quanto mais transparente ele for, mais as pessoas se sentirão confortáveis para se abrir. A partir da abertura de alguns, os demais passarão a se sentir mais à vontade, criando um ciclo virtuoso de confiança, a base essencial para a criação da Mente Coletiva. Infelizmente, se vive a maior parte da vida dentro de sistemas com níveis muito baixos de transparência.

Frederic Laloux e o livro reinventando as organizações[12,13,14]

Muitas pessoas sentem que a forma como as organizações são administradas, hoje em dia, chegou ao seu limite. Pesquisa após pesquisa, os empresários deixam claro que as empresas são lugares de pavor e trabalho penoso, não de paixão ou propósito. A desilusão organizacional aflige agências governamentais, organizações sem fins lucrativos, escolas e hospitais. Além disso, não se aplica apenas aos impotentes na base da hierarquia. Por trás de uma fachada de sucesso, muitos líderes do topo estão cansados dos jogos de poder e das lutas internas. Apesar de suas agendas desesperadamente sobrecarregadas, eles sentem uma vaga sensação de vazio. Todos parecem ansiar por melhores maneiras de trabalhar juntos, por locais de trabalho mais cheios de alma, onde talentos sejam nutridos e aspirações sejam reconhecidas.

Nos últimos dois séculos as organizações modernas impulsionaram o rápido progresso da humanidade. No entanto, as pessoas estão cada vez mais desiludidas com seu trabalho e preocupadas com a sustentabilidade do crescimento incessante da humanidade. Einstein disse que os problemas não podem ser resolvidos com o mesmo nível de consciência que os criou em primeiro lugar. Para resolver os desafios atuais, deve-se mudar para um novo nível de consciência e reinventar a forma de pensar e colaborar.

A história mostra que, à medida que se evolui, se muda a maneira como a sociedade se organiza e seus membros colaboram uns com os outros. Em cada ponto dessa evolução, os modelos organizacionais e as estruturas de poder refletem a consciência e o desenvolvimento psicológico, necessidades, valores, auto identidade, desenvolvimento cognitivo, moral e espiritual.

À medida que a humanidade evolui, os modelos de organização existentes podem ser inadequados para as novas necessidades, aspirações e desafios. Em *Reinventing Organizations*, Frederic Laloux apresenta os conceitos e práticas de uma nova geração de organizações que

---

[12] Laloux, Frédéric (2016). Reinventing Organizations: An Illustrated Invitation to Join the Conversation on Next-Stage Organizations). Bélgica: Nelson Parker. p. 38-55. ISBN 9782960133554.

[13] Book Summary – Reinventing Organizations: A Guide to Creating Organizations Inspired by the Next Stage of Human Consciousness. Reading Graphics. Consultado em 18/01/22.

[14] Sítio oficial (em inglês). Consultado em 18 de janeiro de 2022.

deram o salto para operar de uma maneira com mais alma, propósito e produtividade, permitindo que as pessoas façam um trabalho produtivo, significativo e desenvolvam seu potencial. O subtítulo do livro, "Um guia para criar organizações inspiradas no próximo estágio da consciência humana", refere-se a algo maior do que um novo estilo de gestão ou moda. Refere-se às etapas subsequentes no desenvolvimento da consciência humana, que encontra reflexo na forma como as organizações são gerenciadas hoje em dia.

O livro é considerado por muitos como o texto sobre gestão mais influente da última década. Ele foi escrito para pessoas que sentem que algo está quebrado na maneira como são administradas as organizações hoje e que sentem que algo totalmente diferente é necessário... mas se perguntam o que poderia ser. Ele inspirou milhares de organizações em todo o mundo a dar um salto radical e adotar um conjunto totalmente diferente de princípios e práticas de gestão. Na opinião de John Renesch, futurista e autor do livro *The great growing up*, o livro de Laloux "pode servir para abrir uma nova visão de mundo que permitirá que a humanidade evolua conscientemente para um nível em que o mundo funcione para todos.

Na primeira parte do livro, Frederic Laloux tem uma visão evolutiva e histórica abrangente. Ele apresenta sete paradigmas-chave na evolução da consciência humana e modelos organizacionais. Explica como toda vez que a humanidade mudou para um novo estágio de consciência, também inventou um modelo organizacional radicalmente mais produtivo. Pode-se dizer que a humanidade está diante de outra conjuntura crítica hoje, prestes a dar esse salto novamente?

A parte dois do livro serve como um manual prático. Laloux descobriu várias organizações pioneiras que já começaram a aplicar os princípios do Teal,[15] algumas por trinta a quarenta anos. Eles variam de escolas a empresas familiares e empresas de capital aberto. Laloux pesquisou organizações em detalhes, entre as quais pode-se citar: AES, Holacracy, *Morning Star*, Patagonia. Nenhuma dessas "Organizações Teal" sabia que existiam as outras, mas compartilhavam várias semelhanças. Esta seção descreve em detalhes como essas organizações funcionam desta maneira nova e cheia de alma de administrar. Como essas organizações estão estruturadas e como elas operam no dia-a-dia?

Não se trata de uma pirâmide hierárquica. Não há descrições de cargos, metas, quase nenhum orçamento. Em seu lugar, vêm muitas práticas novas e cheias de alma que tornam organizações extraordinariamente produtivas e com propósito.

A Parte três examina as condições para que essas novas organizações prosperem. O que é necessário para iniciar uma organização neste novo modelo? É possível transformar as organizações existentes? Que resultados se pode esperar no final do dia?

Collective leadership Institute (CLI)[16]

O *Collective Leadership Institute* é uma organização com grande experiência em estudar liderança segundo um paradigma emergente para processos e projetos com várias partes

---

[15] TEAL é um emergente modelo de gestão que determina um novo estágio da consciência humana. Quando aplicado nas organizações corporativas, o paradigma promove um desenvolvimento em que hierarquias tradicionais são substituídas por modelos centrados na autogestão.

[16] https://www.linkedin.com/sharing/share-offsite/?url=https%3A%2F%2Fwww.collectiveleadership.de%2Fblog%2Farticle%2Fcontact-us%2F, acessado em 20/01/22.

interessadas em apoio ao alcance dos Objetivos do Desenvolvimento Sustentável, das Nações Unidas.

Fundado em 2005 com escritórios na Alemanha, África do Sul e Estados Unidos, a CLI é uma organização internacional sem fins lucrativos com a missão de ampliar as habilidades de colaboração para um futuro sustentável. Por sua ação capacita pessoas e organizações a enfrentar os desafios de sustentabilidade, foco na colaboração de alta qualidade de partes interessadas, mudança dialógica e liderança coletiva.

Mais de 4.700 ex-alunos de seus programas e mais de 35 projetos apoiados com sucesso mostram sua experiência em ajudar a mudar a colaboração entre vários atores para fornecer resultados tangíveis. Graças às suas metodologias, reputação e impactos alcançados, o *Collective Leadership Institute* é uma das organizações líderes mundiais orientadas por missões no campo da colaboração para o trabalho de sustentabilidade.

Com seus Centros de Liderança Coletiva, sua metodologia de Gestão da Transformação, a Construção de Rede e suas Pesquisas consegue capacitar pessoas para liderarem coletivamente em direção a um futuro sustentável, para negócios responsáveis, serviço público orientado para as pessoas e uma sociedade civil forte.

O CIL atua por meio de parcerias com organizações que são líderes como agentes de mudança, redes e grupos de ação multisetorial que estão impulsionando mudanças de paradigma em direção à sustentabilidade. O papel do CIL é construir competência para colaborar em mudanças complexas. Assim agindo ajuda a impulsionar uma agenda global que mostra que a qualidade da colaboração tem um impacto direto nos resultados no terreno. Tem como premissas de ação:

- Orientado para a missão, como uma organização internacional sem fins lucrativos, que busca causar impacto global, sabendo que os Objetivos de Desenvolvimento Sustentável só podem ser alcançados com parcerias Inter setoriais mais eficazes, alianças internacionais com várias partes interessadas e envolvimento dos cidadãos na mudança social;
- Conta com especialistas experientes em mais de 20 anos de apoio bem-sucedido à transformação em direção à sustentabilidade e também em pesquisas aprofundadas sobre ecossistemas de colaboração;
- Suas metodologias são orientadas para resultados e ajudam os agentes de mudança a navegar pela complexidade da colaboração de várias partes interessadas.

Pierre Levy e a inteligência coletiva

Falar em inteligência, quase sempre remete às pessoas articuladas que têm conhecimentos sobre diferentes assuntos e encontram soluções para problemas complexos. No entanto, o conceito pode ser mais amplo do que o conjunto de conhecimentos de uma só pessoa e se transformar em inteligência coletiva.

Segundo Levy, a inteligência coletiva está "distribuída por toda parte, incessantemente valorizada, coordenada em tempo real e que resulta em uma mobilização efetiva das competências". Segundo o autor são necessárias várias competências para desenvolver a inteligência coletiva: determinação; foco; organização; persistência; responsabilidade; empatia; respeito; confiança tolerância ao estresse; autoconfiança; tolerância à frustração; iniciativa social;

assertividade; entusiasmo; curiosidade para aprender; imaginação criativa e interesse artístico. Desde tempos imemoriais estas habilidades se distribuem nos indivíduos que devem coordená-las para serem usadas em prol da coletividade. A digitalização da sociedade permite que hoje se consolidem estes conceitos de maneira mais condensada.

Para que o conceito de inteligência coletiva possa acontecer são necessários alguns princípios. O primeiro é que todo ser humano tem algum conhecimento, mas nenhum ser humano tem todo conhecimento de tudo. Deve-se entender que cada indivíduo tem conhecimento em suas particularidades. Ter conhecimento não significa ser inteligente e sim ter experiências vividas e que podem ser compartilhadas. Portanto, é necessário a partilha de ideias. Esta partilha proporciona mais benefícios acumulados que permitem a outras pessoas compartilharem ideias e que consigam melhoria por meio da colaboração, ou seja, um processo de crescimento coletivo. Por meio de todo conhecimento interligado, toda a humanidade passa a estar interligada também. As tecnologias de comunicação são fundamentais para essa interligação. A coordenação da inteligência coletiva ocorre, atualmente, muito com a utilização de tecnologias da informação e comunicação.[17]

Com a digitalização da sociedade, o conceito de inteligência coletiva adquire uma nova forma de pensamento sustentável que acontece por meio de conexões sociais tornadas possíveis pela utilização das redes abertas de computação da internet. As tecnologias da inteligência são representadas especialmente pelas linguagens, os sistemas de signos, recursos lógicos e pelos instrumentos dos quais as pessoas se servem. Todo o funcionamento intelectual é induzido por essas representações. Segundo Pierre Levy, os seres humanos são incapazes de pensar só e sem o auxílio de qualquer ferramenta. A inteligência coletiva seria uma forma de o homem pensar e compartir seus conhecimentos com outras pessoas, utilizando recursos mecânicos ou, hoje em dia, eletrônicos como a internet. Nela os próprios usuários geram o conteúdo pela interatividade via web.[18]

Métodos ágeis de gestão

Os métodos ágeis consistem de uma metodologia que é usada para gestão de projetos, cujo objetivo é facilitar a entrega de um produto ou serviço. Eles diferem dos modelos tradicionais de gestão, que têm ciclos fechados de entrega, com etapas sendo feitas de forma sequencial onde uma nova fase só é iniciada após a anterior terminar. A metodologia *Agile* baseia-se em dividir um projeto em estágios menores e de curta duração, nos quais é possível e, talvez até recomendável fazer adaptações sempre que mudanças surgirem no meio do caminho. O objetivo da metodologia ágil é gerar valor e alcançar resultados esperados para os clientes. Por ser um jeito de organizar e executar projetos, o *Agile* exige disciplina, flexibilidade, autonomia em projetos orientados pela geração de valor para o usuário final e aprendizagem para a organização como um todo.

Na metodologia *Agile* as equipes responsáveis são multidisciplinares e trabalham de forma auto organizada, cooperando constantemente com todas as partes interessadas buscando interatividade para que a tomada de decisões seja compartilhada satisfazendo a todos os envolvidos. Ela está baseada em alguns princípios:

---

[17] Bembem AHC, Costa Santos PLVA. Inteligência coletiva: um olhar sobre a produção de Pierre Lévy, Perspectivas em Ciência da Informação, v.18, n.4, p.139-151, out./dez. 2013.

[18] https://mundoeducacao.uol.com.br/contato, acessado em 20/01/22.

- Redes colaborativas mais do que estruturas hierárquicas;
- Transparência mais do que sigilo;
- Adaptabilidade mais do que prescrição;
- Inspirar e comprometer-se mais do que gerenciar e reter;
- Motivação intrínseca mais do que recompensas extrínsecas;
- Ambição mais do que obrigação.

A ideia dos métodos ágeis surgiu em fevereiro de 2001, em Utah, nos Estados Unidos. Dezessete pessoas lá se reuniram e dali surgiu o chamado Manifesto *Agile* de Desenvolvimento de *Software*, a base da metodologia ágil. Programadores de diversas empresas de *software* concluíram pela necessidade de uma alternativa para documentação e desenvolvimento de processos de *software*. Este grupo se auto denominou de Aliança Ágil e mantinha um conjunto de valores baseado na confiança e respeito mútuo. O grupo visava promover modelos organizacionais baseados em pessoas, colaboração e construção de comunidades organizacionais nas quais eles gostariam de trabalhar. As Metodologias Ágeis tratam realmente de conceitos *soft*, ou seja, entregar bons produtos aos clientes operando em um ambiente que faz mais do que falar sobre "pessoas como nosso ativo mais importante", mas na verdade "age" como se as pessoas fossem o menos importante, descartando, a palavra "ativo". O aumento do interesse pelas Metodologias Ágeis é devido a valores e cultura organizacional.

Segundo os autores do "manifesto" para se ter sucesso na nova economia, para entrar agressivamente na era do e-business, do e-commerce e da web, as empresas precisam se livrar de tradicionalismos, de "fazer de conta" e outras políticas organizacionais misteriosas. As abordagens ágeis assustam os burocratas corporativos que estão "empurrando com a barriga" processos sem fim. O movimento ágil não é anti-metodologia, mas quer restaurar a credibilidade da palavra metodologia. Busca restabelecer o equilíbrio. Abraça a modelagem, mas não para arquivar algum diagrama em um depósito corporativo empoeirado. Aceita a documentação, mas não nas centenas de páginas em tomos nunca mantidos e raramente usados. Planeja, reconhecendo os limites do planejamento em um ambiente turbulento.

O Manifesto Agile evoluiu numa nova forma de fazer administração que, a partir dos grupos de desenvolvedores de software, está baseada nos seguintes princípios:

- A prioridade é satisfazer o cliente, por meio da entrega antecipada e contínua de software valioso;
- Bem-vindo à mudança. Os processos ágeis aproveitam a mudança para criar vantagem competitiva ao cliente;
- Entregue software funcionando no menor prazo;
- Pessoas de negócios e desenvolvedores devem trabalhar juntos diariamente ao longo do projeto;
- Construir projetos em torno de indivíduos motivados. Dê a eles o ambiente e o apoio de que precisam e confie neles;
- O método mais efetivo de transmitir informações, para e dentro de uma equipe é a conversa "olho no olho";
- Software funcionando é a melhor medida de progresso;

- Processos ágeis promovem o desenvolvimento sustentável;
- Patrocinadores, desenvolvedores e usuários devem ser capazes de manter um ritmo constante indefinidamente;
- Atenção contínua à excelência técnica e um bom design aumentam a agilidade;
- Simplicidade é essencial;
- As melhores arquiteturas, requisitos e designs emergem de equipes auto organizadas.

Em intervalos regulares, a equipe deve parar para refletir sobre como fazer as coisas de maneira mais efetiva, então ajustar sua sintonia e seu comportamento de acordo com as necessidades identificadas.

Holacracia[19]

Holocracia é um sistema que redefine a gestão e transforma todas as pessoas da organização em líderes. Ela distribui autoridade e tomada de decisão por toda a organização e define as pessoas não por hierarquia e títulos, mas por papéis. A Holocracia cria organizações que são rápidas, ágeis e que obtêm sucesso perseguindo seu propósito, não seguindo um plano datado e artificial.

Não se trata de anarquia; é exatamente o oposto. Quando se começa a seguir a Holocracia, se aprende a criar novas estruturas e formas de tomar decisões que capacitam as pessoas que mais conhecem o trabalho que é feito: aqueles que estão na linha de frente.

A Holocracia pode ser definida como um sistema de autoridade distribuída; um conjunto de "regras do jogo" que colocam o empoderamento como núcleo da organização. Em uma Holocracia, a autoridade e tomadas de decisão são distribuídas por equipes auto organizadas, ao invés de estarem no topo de uma hierarquia. Como resultado, pode-se esperar uma organização mais flexível e ágil; uma que é construída para lidar com mudanças constantes, ao mesmo tempo em que cria uma cultura de empoderamento. Como vantagens do conceito pode-se citar: decisões e respostas mais ágeis e flexíveis; maior grau de responsabilidade; diferenciação da concorrência; maior engajamento das pessoas com processos de inovação. Por outro lado, como desvantagens: atrativo na teoria, mas difícil de implantar na prática; falta de aceitação e como aceitar autonomia; possíveis problemas podem surgir, quando muitos profissionais não se adaptam ao novo modelo de negócio; pode não funcionar para todos tipos de negócio ou perfil das pessoas.

O conceito da Holocracia em seu ciclo da "antecipação-*insight*-ação" diz que a antecipação é a capacidade humana de olhar para frente e fazer escolhas que levem aos resultados desejados. É uma avaliação sistemática de questões emergentes, tendências, ameaças e oportunidades que permitem antever os riscos e se preparar para enfrentá-los. A antecipação, quando feita dessa forma sistêmica e estruturada, leva a *insights* estratégicos, ou percepções que podem mudar a maneira como são vistos os papéis que as pessoas representam na vida. Essas percepções levam a ações informadas sobre o futuro, no presente. O ciclo de "antecipação-*insight*-ação" é um processo contínuo de investigação, visão estratégica e ação informada, continuamente repetido e atualizado com base em novas informações.

---

[19] Pode-se usar qualquer uma das duas formas: holocracia ou holacracia.

Brian J. Robertson criou a Holacracy e fundou *HolacracyOne*, a organização que está treinando pessoas e empresas em todo o mundo neste novo sistema. Robertson já havia lançado uma empresa de software de sucesso, onde ele introduziu pela primeira vez os princípios que se tornariam Holacracia, tornando-o não apenas um teórico de gestão, mas alguém que implementou com sucesso uma organização movida a Holacracy.[20]

Espiral

Matematicamente falando, a espiral é uma curva plana que gira em torno de um ponto central, dele se afastando ou se aproximando segundo uma determinada lei. A curva aberta da espiral dá uma sensação de movimento contínuo, como a da própria vida. Em *The Curves of Life*,[21] o autor defende que a espiral ou hélice pode estar no centro mesmo do princípio da vida, ou seja, do crescimento. A espiral é fundamental para a estrutura das plantas, das conchas e do corpo humano; à periodicidade dos elementos atômicos; ao DNA microscópico (a dupla hélice); e à nebulosa de Andrômeda. O DNA (ácido desoxirribonucleico) é uma molécula composta por duas cadeias de poli nucleotídeos que se enrolam uma em torno da outra, como em uma espiral, formando uma dupla hélice que carrega instruções para o desenvolvimento dos seres vivos.

The Curves of Life retrata o significado da espiral, a partir da espiral na natureza, ciência e arte. O autor sugere ideias sobre o desenvolvimento, a essência da beleza e a resposta do homem a ela. "Uma das principais belezas da espiral como concepção imaginativa é que ela está sempre crescendo, mas nunca cobrindo o mesmo terreno, de modo que não é apenas uma explicação do passado, mas também uma profecia do futuro".

Profecia do futuro e desenvolvimento estão atrelados com inovação, conceito chave quando se fala em gestão do conhecimento nas empresas. As empresas buscam se diferenciar por meio da sua gestão do conhecimento. Podem desenvolver uma extensa lista de boas práticas, mas se não há um processo de registro e compartilhamento destas práticas elas podem se perder no tempo sem que haja um processo de aprendizagem organizacional. Para evitar que isso aconteça, as empresas devem fazer a gestão do conhecimento. Ela se faz pela capacidade da empresa de criar conhecimentos, retê-los e disseminá-los, incorporando-os aos seus produtos ou serviços. Assim o conhecimento se torna um ativo intangível da organização, uma vez que a informação não fica dependente das pessoas.

Os professores H. Takeuchi e I. Nonaka da Universidade de Hitotsubashi, em Tóquio, no Japão desenvolveram uma ferramenta, denominada espiral do conhecimento, que permite às organizações fazerem a gestão do conhecimento. A espiral do conhecimento é baseada num modelo que permite quatro diferentes formas de fazer a apreensão do conhecimento pela organização: socialização, externalização, internalização e combinação. Estes elementos funcionam de maneira inter-relacionada, girando entre eles como em uma espiral. Quando uma pessoa externaliza seu conhecimento, outras podem internalizá-lo. Por meio da socialização as pessoas combinam seus conhecimentos, aprendendo coletivamente. Desta maneira a organização apreende por meio de conhecimento gerado dentro dela mesma e não apenas as

---

[20] http://holacracybook.com; acessado em 25/01/2022.

[21] https://www.amazon.com/Curves-Dover-Books-Explaining-Science/dp/048623701X, acessado em 21/01/2022.

pessoas que nela trabalham. O conhecimento permanece mesmo que as pessoas abandonem a organização e é passado de uma geração para as seguintes.

Talvez o que tenha caracterizado o crescimento de algo como o Programa CQH possa ser considerado como uma espiral do conhecimento.[22]

Peter Gronn

Peter Gronn tem vasta experiência em pesquisa de sistemas escolares governamentais e não governamentais e em agências do setor público na Austrália e no Reino Unido. Ele é pesquisador no campo da liderança e, em particular, na liderança educacional e escolar. Autor de mais de 140 publicações, vários de seus artigos são sobre configurações de liderança e novas maneiras de mapear a prática de liderança. Seu livro *The New Work of Educational Leaders* (Londres: Sage/Paul Chapman, 2003) é referência internacional. Ele atuou como consultor para o Conselho Australiano de Pesquisa Educacional no projeto 'Padrões para Liderança Escolar' e em 2006/2007 foi coautor do Relatório sobre o contexto australiano, como parte de um projeto internacional da OCDE, sobre liderança escolar. Ele participou, como convidado, de uma série de seminários e *think tanks* sobre sucessão e liderança; planejamento e desenvolvimento de futuras lideranças (por exemplo, *Rockefeller Center, Bellagio; National College for School Leadership; Center for Creative Leadership, Greensboro; Leadership Foundation for Higher Education*; NYU Wagner, Centro de Pesquisa para Liderança em Ação). Gronn foi um dos primeiros autores a tratar da liderança coletiva como uma unidade de análise e a quem é atribuído o uso pela primeira vez do conceito de "liderança distribuída". Ele diz que "com o recente surgimento da liderança distribuída, uma questão-chave é: o que acontece a seguir? Uma possibilidade é que um entendimento distribuído possa substituir as abordagens tradicionais de liderança individualista. Outra é a polarização do campo em torno de reafirmações do individualismo e proponentes da distribuição. Um terceiro desenvolvimento pode ser uma acomodação entre abordagens distribuídas e individualistas. Outro resultado possível é o hibridismo. Liderança híbrida significaria padrões de liderança mistos".

O autor diz que "as ideias vêm e vão. Algumas mantêm sua utilidade, enquanto outras caem no esquecimento. Outras, ainda, sobrevivem com sua integridade original intacta, enquanto outras passam por uma grande revisão. Até este ponto da história da liderança, há sinais otimistas na direção de uma liderança distribuída. Se alguém lança um olhar ao longo de uma década ou mais, entre o momento de seu início e sua adoção mais recente, então esta visão particular de liderança parece ter resistido a um estágio inicial de exploração conceitual e agora está em uma fase de investigação empírica. Além disso, algumas noções de seu impacto (e a diferença que elas fazem) estão se tornando mais claras. Em suma, a liderança distribuída exibe uma série de marcas de sobrevivência".[23]

Aqui, neste livro, usando os conceitos de Gronn e empregando dados de um estudo de caso, se procura explicar por que tais padrões surgem e como a liderança híbrida opera. Também se identificam alguns dos problemas e possibilidades abertas por uma visão híbrida de liderança e a importância dessa perspectiva para o futuro.

---

[22] https://cer.sebrae.com.br/blog/espiral-do-conhecimento/, acessado em 22/01/2022.
[23] Site da Faculdade de Educação da Universidade de Cambridge: https://www.educ.cam.ac.uk/people/staff/gronn/, acessado em 07/12/2021.

Patagonia

Fiel ao título de seu livro de memórias, *"Let My People Go Surfing"*, o fundador da Patagonia, Yvon Chouinard, muitas das pessoas que trabalham na empresa, de fato passam uma hora em roupas de mergulho tentando pegar a onda perfeita. Ou podem estar em um passeio semanal de bicicleta de trinta milhas na hora do almoço. Ou elas podem estar em uma viagem de campo para Idaho ou Wyoming para aprender a pescar ou para o Parque Nacional de *Yosemite* para escalar montanhas.

Em um momento em que pesquisas mostram que muitos americanos estão preocupados com seus empregos e que longas horas de presença no escritório são feitas para alcançar altas recompensas, os trabalhadores da Patagonia definem seus próprios horários. E a empresa sinaliza que não quer que essas horas sejam excessivas. Por exemplo, a creche fecha às 17h. Os prédios da sede estão trancados, com todos fora, às 20h e nos finais de semana.

Empresas de atividades ao ar livre como a Patagonia têm um incentivo comercial para garantir que seus funcionários tenham tempo para praticar esportes e experimentar novos equipamentos. Mas em seus quarenta e um anos de história, a Patagonia deu um passo além, garantindo, por exemplo, que até mesmo os trabalhadores em seu centro de distribuição em Reno tenham ioga grátis, um café orgânico, patinetes e skates gratuitos e trilhas para caminhadas.

Não se pense que a produtividade na Patagonia é baixa por causa dos incentivos aos funcionários. A empresa dobrou de tamanho e triplicou em lucros desde 2008, faturando US$ 600 milhões em 2013. Seus 2.000 funcionários em todo o mundo são extremamente leais. A rotatividade é mínima. A empresa está se expandindo para novos mercados globais.

Quando Adam Fetcher chegou pela primeira vez à Patagônia para liderar o setor de comunicações globais, ele brincou que havia desembarcado em Shangri-La. Seus novos colegas de trabalho o provocaram dizendo que ele não duraria uma semana.

Fetcher era um *workaholic* que, rotineiramente, passava longas horas como organizador de serviços ou como porta-voz em campanhas para eleger e depois reeleger o presidente Obama. Ele também trabalhou, da mesma maneira, na assessoria de imprensa do Departamento de Segurança Interna e do Departamento do Interior. Ele dormia com seu smartphone, respondendo a crises, a qualquer hora. Ele raramente se exercitava.

"Ganhei alguns quilos extras ao longo desses anos, comendo *cheeseburgers* e bebendo um pouco de uísque tarde da noite", dizia Fetcher. "Senti que era a única maneira de trabalhar na política se quisesse progredir. Eu era pago para ficar por dentro de tudo, e era difícil ficar *offline* por 30 minutos para ir à academia. Estava sempre com medo de perder alguma notícia de última hora e sentir que estava ficando para trás".

Então, vir para a Patagônia foi uma espécie de ajuste. Fetcher estava preocupado em perder a adrenalina de fazer parte do governo mais poderoso da Terra. Poucas semanas depois de ser contratado, ele se viu no alto de Chamonix Mont Blanc, nos Alpes franceses, com alguns jornalistas ao ar livre, testando novos equipamentos. Embora ainda seja um desafio desconectar, ele está tentando. Ele está aprendendo a surfar e escalar, embora lentamente. Ele está andando de bicicleta, fazendo ioga e passando mais tempo com os amigos. E, o que é mais surpreendente para ele, o ritmo menos frenético no trabalho está lhe dando tempo para pensar. "Estou trabalhando duro pela medida de qualquer um. Mas o trabalho que estou colocando no meu emprego é de uma qualidade muito maior do que no passado", disse ele.

"Tenho tempo para realmente considerar minhas decisões antes de tomá-las. Eu não estou em um modo reativo o tempo todo".

Ao contrário da maioria dos americanos, mães e pais na Patagônia recebem licenças parentais iguais de dois meses. Os pais podem viajar com seus bebês e a empresa pagará a presença de um professor de desenvolvimento infantil como parte do programa "bebê viajante". Os funcionários podem tirar dois meses de licenças sabáticas pagas para trabalhar em projetos ambientais pelos quais são apaixonados. Os cuidados de saúde são 100% cobertos. O CEO Marcario adora andar de caiaque ao longo da costa central da Califórnia e caminhar no deserto no *Joshua Tree National Park*. A Patagonia e outras empresas do setor de atividades ao ar livre estão na vanguarda das questões da vida profissional, argumentam alguns, porque incentivar as pessoas a viver uma vida plena é, na verdade, o que as mantém nos negócios.

Em setembro de 2022, o fundador Chouinard abriu mão da empresa. Ele, sua mulher e dois filhos adultos transferiram a propriedade, avaliada em três bilhões de dólares, para o fundo *Patagonia Purpose Trust* e para a *Holdfast Collective*, uma organização sem fins lucrativos. Ambas as organizações foram criadas para acolher a Patagonia. Estas duas organizações vão preservar a independência da empresa e garantir que todos os lucros – em torno de 100 milhões de dólares anuais – sejam destinados ao combate das mudanças climáticas e à defesa de áreas protegidas em todo o mundo. A Patagonia continuará a operar como empresa privada com fins lucrativos e com compromisso social, doando todos os seus lucros. Chouinard e família não tem mais nenhum direito sobre a companhia. Além de fazer a doação total da companhia, os Chouinards ainda tiveram que pagar 17,5 milhões de dólares em impostos sobre doações.[24]

Unbossing

Lars Kolind transformou a Oticon, uma empresa de aparelhos auditivos em dificuldades, em um dos negócios mais revolucionários da atualidade, repensando os conceitos de administração. No livro que escreveu sobre essa experiência, ele repensa os negócios na era digital junto com Jacob Botter, um pensador e estrategista nativo digital. *Unboss* é o adeus às hierarquias, KPIs (*Key Performance Indicators*, ou seja, Indicador-chave de performance), descrições de cargos, títulos, esquemas de bônus, ferramentas de marketing e estratégias de vendas do século XX. *Unboss* é uma nova mentalidade que transforma a compreensão convencional de administração e trabalho de cabeça para baixo e transforma sociedades anônimas em movimentos ilimitados. Os novos conceitos de liderança que são introduzidos no *Unboss* vão parecer estranhos para alguns, principalmente para aqueles que já passaram dos 30 anos.

Segundo os autores, a maior barreira para mudanças em organizações é uma mentalidade obsoleta: a mentalidade do CHEFE. A mentalidade que as organizações precisam, na visão dos autores é "NÃO CHEFE", na tradução livre para o livro publicado em 2012. O *Unboss* inverte tudo o que se sabe sobre administração, por uma razão muito simples: muda a mentalidade de administração desenvolvida para o século XX, antes da Internet e da tecnologia móvel. Não é à toa que está obsoleto! *Unboss* parte de uma folha em branco e mostra um novo conceito de organização, líder, empresa, vendas, marketing, RH, pesquisa e desenvolvimento e tudo mais, que terá de se encaixar na nova realidade do século XXI.

---

[24] Jornal O Estado de São Paulo, 24 de setembro de 2022, páginas C10 e C11.

Unboss não é apenas um livro, é um movimento,[25] que se adapta perfeitamente ao escopo de "COMO INTEGRAR ESFORÇOS COLETIVOS – Para entender o ser humano na sua ação conjunta".

O livro foi originalmente escrito em inglês, mas devido ao grande interesse do mercado doméstico dinamarquês, a primeira edição foi publicada em dinamarquês. Pouco tempo depois, uma edição em inglês foi lançada. Foram feitas traduções posteriores em holandês, indonésio e outros idiomas, contudo, não ainda em português.

O modelo *unbossing*, descrito no livro, progride rapidamente no ambiente corporativo, de maneira que é impossível não se admitir que o conceito, baseado em pessoas motivadas e engajadas deixe de prosperar. Já se podem observar sinais de que é a maneira mais correta de fortalecer estratégias e atrair pessoas qualificadas e engajadas com os propósitos das organizações. O modelo é simples: ao invés de existir uma pessoa liderando os times, há a criação de ambientes colaborativos. Surge uma nova cultura organizacional onde impera o compartilhamento, eliminando-se as hierarquias rígidas e dirigindo o foco da organização para os resultados desejados.

Ações genéricas atuais e antigas

Citando pesquisas que mostram que a geração dos *millenials* escolheria uma empresa com missão social em vez de remuneração, Neil Blumenthal, um dos fundadores da Warby Parker, uma empresa de óculos, se inspira no que ele chama de "*triple bottom line*". Ele disse que sua empresa acredita que "ter um impacto positivo no mundo e tratar as pessoas da maneira que você deseja ser tratado leva a um crescimento a longo prazo".[26] A *Best Buy* criou um programa de "Ambiente de Trabalho Somente de Resultados" que uma pesquisa mostrou aumentar a produtividade e a saúde do trabalhador devido à preocupação com seus resultados. O Yahoo proibiu o tele trabalho pelo mesmo motivo. O mais recente estudo sobre empregadores do *Families and Work Institute* mostra que nos últimos seis anos, enquanto mais empresas estão adotando a flexibilidade informal, menos permitem às pessoas terem dois empregos.

Nick Bloom, economista da Universidade de Stanford, e seus colegas estudaram 700 empresas em todo o mundo. "Descobrimos que empresas mais produtivas, de crescimento mais rápido e melhor gerenciadas oferecem a seus funcionários um pacote de equilíbrio entre vida profissional e pessoal mais atraente. Gerir grandes empresas é complexo e difícil. Acertar as práticas de equilíbrio entre vida profissional e pessoal é particularmente difícil, pois esta é uma área em rápida evolução, facilitada pela TI moderna, e muitas empresas estão operando com práticas desatualizadas."[27] Um relatório recente da Deloitte Consulting sobre a força de trabalho global do século XXI[28] descobriu que, embora a maioria dos funcionários diga que é importante ou extremamente importante ter o que eles chamam de "ajuste de vida profissional", apenas dez por cento dos empregadores dizem que estão fazendo isto. "É um quadro

---

[25] Jornal "O Estado de São Paulo", 4/02/2023, página B10.

[26] Blumenthal, N. "*How to Cultivate a Culture of Learning and Creativity*", linkedin, publicado em 22 de março de 2017.

[27] Scur D, Scur R, Sadun J, Van R, Lemos R, Bloom NA. "The World Management Survey at 18: Lessons and the Way Forward", Oxford Review of Economic Policy, June2021 Vol. 37 Issue 2 Pages 231–258.

[28] Deloitte Consulting, "Crescimento global dos negócios é comprometido por falha das empresas na adaptação à força de trabalho do século XXI", abril, 2014.

realmente misto", disse Ellen Galinsky, que dirige o *Families and Work Institute*.[29] Em alguns casos, o foco das empresas nas políticas de vida profissional parece ser um esforço "para contrabalançar o fato de que todos estão trabalhando tanto que estão desmaiando".

Lisa Horn, que acompanha as políticas de local de trabalho da *Society for Human Resource Management*, que representa mais de 200.000 membros dos departamentos de recursos humanos de empresas em todo o mundo, disse que muitas empresas, que, desde a Grande Recessão, forçaram os funcionários a fazer mais com menos, estão enfrentando novas realidades: *millennials* que valorizam o tempo tanto para o trabalho quanto para a vida, e uma competição feroz pelos funcionários mais qualificados que podem facilmente abandonar o barco para algo melhor. "Já 87% dos funcionários dizem que flexibilidade e equilíbrio são importantes ou muito importantes em seu próximo trabalho", disse Horn. "Assim, caberia às empresas adotar essas estratégias para obter vantagem competitiva".

Entre as principais empresas que estão começando a adotar políticas voltadas para o equilíbrio entre vida profissional e pessoal, a *Society for Human Resource Management e o Families and Work Institute*30 citam a Goldman Sachs, que oferece treinamento em *mindfulness*. Ontraport, uma empresa de software e serviços empresariais na Califórnia, que envia e-mails e bate-papo "silencioso" para que os funcionários possam se concentrar nos principais projetos pelos quais são mais apaixonados. A *Habitat Company*, uma empresa imobiliária de Chicago, desencoraja os funcionários a responderem a e-mails de trabalho fora do horário de trabalho. A KPMG oferece coaching de vida. E outros, como a Public Policy Associates em Michigan e a *Inthinc Technology Solutions* em Utah, estão avaliando regularmente as cargas de trabalho para evitar sobrecarga e esgotamento.

Nestas mesmas linhas pode-se citar, também, duas experiências antigas e interessantes:

Orquestra Filarmônica de Viena

Talvez um dos melhores exemplos do que este livro pretende apresentar como protótipo de organizações do século XXI, junto com a *Morning Star*, seja a Orquestra Filarmônica de Viena, criada no século XIX. Ela é um exemplo de organização que mais se aproxima da "disrupção" necessária. Pode parecer contraditório que se apresente esta organização, com quase duzentos anos de existência, como modelo do que o livro pretende ser uma manifestação de modernidade. Porém, o leitor verá como ela estava adiantada para o seu tempo. Desde a sua criação em 1842, o fascínio que a orquestra exerceu sobre compositores e maestros proeminentes, bem como sobre o público de todo o mundo, baseia-se não apenas em um estilo musical homogêneo, que é cuidadosamente transferido de geração em geração, mas também na sua estrutura e história únicas. O desejo de apresentar performances artisticamente dignas levou à decisão, por parte dos próprios músicos, de escolher uma forma organizacional democrática. Isto se traduziu, no que eles mesmos chamam, de autogestão democrática. A orquestra não tem diretoria no sentido tradicional da palavra, nem diretor artístico e regente permanentes. Embora empresas de médio porte como a Filarmônica de Viena, em geral, todas tenham uma equipe administrativa, no caso da orquestra, são os músicos eleitos, membros da orquestra, que tomam todas as decisões e têm a responsabilidade final.

---

[29] Galinsky E. Mind in the Making: The Seven Essential Life Skills Every Child Needs. Harperstudio, 2010.

[30] Kossek EE, Dass P, DeMarr B. "The dominant logic of employer sponsored work and family initiatives: Human resource managers' institutional role," Human Relations,1994.

Ao longo de cerca de 180 anos, o caminho escolhido de autogestão democrática sofreu pequenas modificações, mas nunca foi substancialmente alterado. O principal órgão dirigente da organização é a assembleia geral dos músicos. Além da assembleia geral anual de negócios (exigida por lei na Áustria para organizações equivalentes às brasileiras "sem fins lucrativos"), várias reuniões adicionais da orquestra completa ocorrem durante o ano. Nessas reuniões, todo e qualquer assunto pode ser levantado e votado. Na prática, numerosas decisões são delegadas aos doze músicos da orquestra, membros eleitos para compor um comitê administrativo. Com exceção das alterações estatutárias, que exigem maioria de 4/5, todas as deliberações são tomadas por maioria simples, cabendo a execução desses votos ao comitê administrativo.

Em concertos em Viena e em todo o mundo, a Filarmônica de Viena é muito mais do que a principal exportação cultural da Áustria. Em suas performances, os músicos expressam os ideais de paz, humanidade e reconciliação, tão profundamente entrelaçados com a mensagem da música. Isso inclui a realização de concertos em locais de importância histórica, bem como pontos dolorosos da história política. Estes incluem eventos como o concerto memorial no antigo campo de concentração de Mauthausen em 2000, bem como o concerto em Sarajevo em 2014 em lembrança ao início da Primeira Guerra Mundial e o Concerto pela Paz em Versalhes em 2018 em memória do fim da guerra. Em 2012, a Filarmônica de Viena tornou-se o primeiro Embaixador da Boa Vontade do Instituto Internacional de Análise de Sistemas Aplicados (IIASA). Os músicos se esforçam para implementar o lema com o qual Ludwig von Beethoven prefaciou sua *Missa Solemnis* - "Do coração, para o coração".

A estreita associação da orquestra com sua rica história musical é melhor ilustrada pelas declarações de inúmeras personalidades musicais do passado. Richard Wagner descreveu a orquestra como "uma das mais destacadas do mundo"; Anton Bruckner a chamou de "uma associação musical superior"; Johannes Brahms se considerava um "amigo e admirador"; Gustav Mahler afirmou estar unido à orquestra por meio de "laços da arte musical"; e Richard Strauss resumiu esses sentimentos dizendo: "todos os elogios à Filarmônica de Viena serão poucos".[31]

Fábrica de chocolates Cadbury[32]

George e Richard Cadbury assumiram o falido negócio de chá e café de seu pai, na Inglaterra, em 1861. Eles eram *Quakers*, ou, como prefeririam ser chamados, membros da Sociedade dos Amigos. Como comunidade, os *Quakers* desconfiavam do lucro, acreditando que a função da atividade comercial deveria ser servir à comunidade como um todo e que o conflito entre trabalhadores e gestores deveria ser resolvido por meio de conversa aberta e boa vontade. George era um professor ativo no *Quaker Adult School Movement* e passou anos ensinando nas piores favelas de Birmingham. Os irmãos rejeitaram explicitamente a abordagem gerencial do Taylorismo e sua suposição implícita de que os funcionários eram apenas coisas a serem manipuladas. "Mesmo que do lado produtivo" – um deles observou em um artigo de 1914 intitulado "O Caso Contra a Administração Científica" – "embora resultados é tudo que os promotores da administração científica valorizam, ainda há a questão dos custos humanos a serem considerados na produtividade das empresas". George Cadbury afirmou que "o status de um homem deve ser tal que seu autorrespeito seja totalmente mantido e seu relacionamento com seu empregador e seus colegas de trabalho seja o de um cavalheiro e cidadão".

---

[31] Site da Orquestra Filarmônica de Viena, acessado em 17 de junho de 2022.

[32] *Allen, D. Et all, (editores)* A Political Economy of Justice, *the University of Chicago Press, 2022.*

Os irmãos Cadbury investiram pesadamente em suas crenças. A empresa, por exemplo, exigia que todos os funcionários fizessem um curso acadêmico introdutório e lhes dava a opção de fazer mais treinamento comercial ou técnico às custas da empresa. Fornecia instalações esportivas, auxílio-doença e um fundo de pensão para os trabalhadores homens e experimentou a participação dos trabalhadores no funcionamento de suas fábricas. O Comitê de Obras incluía funcionários e capatazes e era responsável pelas condições da fábrica, controle de qualidade, trabalho e bem-estar. Em 1919, a empresa começou a experimentar a democracia industrial completa, criando uma estrutura de três níveis de Comitês de Loja e Comitês de Grupo subordinados a um Conselho de Empresa. Não há evidências de que esse método de gestão tenha colocado a empresa em desvantagem competitiva. Aliás, ao contrário. Na década de 1930, Cadburys era a 24ª maior empresa de manufatura da Inglaterra e havia criado um portfólio de marcas que, mesmo hoje em dia, continuam sendo potências globais.

Em janeiro de 2010, a empresa foi vendida pela família Cadbury para a multinacional estadunidense *Kraft Foods* por 19,5 bilhões de dólares. O acordo acabou com quase duzentos anos da maior confeitaria do Reino Unido em mãos de uma mesma família. No Brasil, a empresa distribui a marca Adams, tendo duas unidades, sendo uma em Bauru, empregando cerca de mil pessoas. A maior parte da sua produção é concentrada nas marcas Trident, Halls, Chiclets e Bubbaloo e destinada ao mercado nacional. A segunda unidade é a comercial, na cidade de São Paulo. Foi eleita pelo *Great Place to Work Institute* (GPTW) como uma das cem melhores empresas para se trabalhar no Brasil.

Economia compartilhada e economia colaborativa

Embora estes dois itens não se enquadrem exatamente como modelos de gestão compartilhada, são incluídos aqui porque fazem parte das mudanças que este livro pretende destacar. Talvez estas duas tendências englobam o que a internet permitiu em termos de mudanças nas práticas gerenciais como se pretende demonstrar nos exemplos citados a seguir. É o caráter "disruptivo" dessas propostas, principalmente da economia compartilhada, que contribuíram para muitas mudanças que vieram em seguida.

As economias compartilhadas e as colaborativas ganharam destaque, principalmente, pelo uso da internet. No entanto, estes termos já eram usados desde 1978, a partir de um artigo de Amos Hawley.[33] Os dois termos se referem ao envolvimento de grupos com objetivos comuns de economizar, diminuir o uso dos recursos naturais e aproveitar a força das conexões entre as pessoas. Pela novidade do tema, a economia compartilhada se trata de conceito ainda em construção; já a colaborativa existe a mais tempo e, portanto, sua conceituação é mais conhecida. Mas, não passam de uma resposta da sociedade para o consumo desenfreado que caracteriza os tempos atuais.

Na economia compartilhada, membros de um grupo tiram vantagem da conexão escalável que a internet proporciona, colocando à disposição de outros participantes do grupo algo que é de propriedade de algum membro. A intenção é que pessoas comuns possam ajudar a encontrar soluções sem precisar comprar bens ou serviços, mas simplesmente aproveitando o que pode ser disponível por outras pessoas. Substitui-se a aquisição de algo pelo uso coletivo do bem ou serviço necessário para alguém. O software norte-americano *Open Garden*,

---

[33] Amos H. Hawley, Human Ecology: Persistence and Change, American Behavioral Scientist, https://doi.org/10.1177/000276428102400307.

permite interligar vários hardwares (computadores, tablets e smartphones) num mesmo protocolo de internet. O app garante ainda o acesso online do celular com outros usuários, permitindo conexão mesmo em locais sem Wi-Fi. O *Open Garden* ajuda os vizinhos a economizar dinheiro em sua conta de internet doméstica sem sacrificar sua própria privacidade, segurança ou uso de dados.

Nesta linha podem se colocar as experiências, em várias partes do mundo, de bicicletas ou automóveis compartilhados sem que necessariamente o usuário seja proprietário dos veículos, ainda que ele possa ter que pagar, direta ou indiretamente, pelo uso do bem. Também aqui podem ser consideradas as experiências do AirBnB e do Huber.

Na economia colaborativa, os consumidores, se unem para adquirir bens em comum. O exemplo típico desta prática são os diversos tipos de consórcios existentes, em todo o mundo, para diferentes tipos de bens. Essas compras são feitas por intermédio de um grupo de pessoas em diferentes tipos de organizações, tais como sindicatos, empresas, associações ou cooperativas. Esta prática é mais antiga que a anterior. Nela pode-se situar todas as experiências mutualísticas de compras de serviços ou bens por grupos de pessoas que se conhecendo ou não empreendem uma determinada compra se beneficiando da escala para fazer algo que não poderiam fazer individualmente.

Uma das vantagens da economia compartilhada é para alguém poder gastar menos dinheiro. Para quem tem dificuldade em economizar, esta prática pode alavancar suas iniciativas de investir recursos.

Tanto a economia colaborativa como a compartilhada trazem benefícios para a sociedade como um todo e não apenas para os indivíduos e suas famílias. Também pode-se dizer que quanto mais pessoas aderirem a essas formas de compra, menos recursos serão extraídos do meio ambiente. Tanto a economia compartilhada como a colaborativa são alternativas que podem oferecer oportunidades concretas e equilibradas para as pessoas realizarem seus sonhos, com riscos menores do que se empreendessem sozinhas.

O objetivo deste livro é dar voz e algumas advertências e preocupações sobre o tema da liderança compartilhada. Para quem quiser se aprofundar no tema da liderança coletiva, para além da revisão que este livro oferece, pode procurar pelos artigos de Peter Gronn, da Universidade de Cambridge e também o "Manual de Gestão: Organização, Processos e Práticas de Liderança Coletiva", na sua segunda edição, pela editora Saraiva.[34]

---

[34] Burmester, H. Manual de Gestão – Organização, Processos e Práticas de Liderança Coletiva, São Paulo, 2ª edição, Editora Saraiva, 2018.

Comportamento Humano

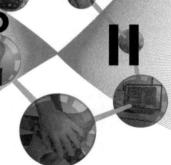

Regina Sotto Maior

*"Caminhante, não há caminho,
o caminho se faz ao caminhar".*

Antônio Machado

Como a compreensão sobre natureza das relações humanas, através da lente da psicologia pode contribuir para compreender esse universo do voluntariado no CQH? O mundo evolui permanentemente, mas a consciência de sua evolução não ocorre em tempo real, somente a *posteriori*, quando a mudança toma forma e é suficiente para ser percebida pelo ser humano. Sempre haverá um atraso entre a tomada de consciência da mudança e a ação diante desta. É por esta razão que se tem tanta dificuldade para perceber os processos interacionais em movimento, em tempo real.

As pessoas vivem diversas mudanças, diferentes experiências na vida familiar, na escola, no trabalho, de ordem emocional, econômica, cultural e social e se têm consciência das mudanças factuais, mas não se sabe quando e nem como conseguem mudar para se adaptar a elas.

Todo sistema vivo, humano ou social é regido por duas tendências, uma em direção à evolução e a outra em direção à homeostase ou estabilidade dinâmica. A complexidade do comportamento nos sistemas humanos é resultante da coexistência dialética entre essas duas tendências. Conforme Gregório Bateson, da Escola de Palo Alto, a homeostase tende a ser adaptativa, opera nos elementos do sistema de autocorreção e a evolução afeta e modifica o sistema em si mesmo.[1]

---

[1] Nos anos 1950, Bateson e seus colegas de Palo Alto desenvolveram a teoria do duplo vínculo da esquizofrenia, no âmbito do que ficou conhecido como Bateson Project (1953-1963).

A menor mudança efetuada, impacta como uma onda com efeitos que se propagam por toda a superfície da água e percebe-se que os pequenos passos dados na direção certa estão na origem de grandes progressos pois evitam provocar os efeitos de resistências ou de regressões, evitando passos exagerados que podem ser de fato responsáveis por muitos danos ou rupturas drásticas.

A mudança qualitativa origina-se na cultural, sendo informal e inconsciente, sem esforço intencional, se produz espontaneamente com a mudança de perspectiva e modos de interações; é um ritmo natural e autorregulado.

O aprendizado adquirido a partir das experiências vividas, onde o indivíduo é objeto de sua percepção, propicia a autorreflexão, ao mesmo tempo que a consciência organiza e traz sentido a essas experiências pessoais e dos grupos. A realidade que se apreende e o mundo que se compreende são na verdade marcos daquilo que se vive.

Nas organizações as mudanças são dinâmicas, as experiências e os processos ocorrem, no longo prazo o que se percebe é que já se tornaram obsoletos, e um organograma passa a ser apenas uma imagem pausada.

A natureza de autoridade mudou para novas dimensões de participação, que requerem uma nova percepção do outro, um modo diferente de compor com esse outro, manifestando as aptidões para valorizar e atender as expectativas e realizações.

A eficácia da liderança está em favorecer as transformações necessárias nos sistemas humanos, identificando as novas necessidades dos indivíduos e grupos, considerando as mudanças aceleradas e complexas na sociedade.

Os seres humanos por natureza são sociais, sendo através da interação social que experimentam, internalizam e constroem sua identidade, propiciando o desenvolvimento humano sociocultural, interpessoal e individual, desejando pertencer ou ser parte de uma comunidade ou grupo, e fazer a diferença positiva.

No século XVIII, o filósofo alemão Immanuel Kant revolucionou o pensamento acerca do mundo ao observar que nunca se sabe o que está realmente do lado de fora dos seres humanos porque o conhecimento é limitado pelas fronteiras da mente e dos sentidos. Não se sabe como são as coisas em si mesmas, mas sim como as são experimentadas.[2]

Todos os indivíduos participam da criação de complexas redes de relacionamentos, e ao mesmo tempo que ocupam esse campo social não compreendem completamente o processo de criação da realidade social porque ele está conectado com um ponto cego.

Na maior parte do tempo se experimenta a realidade social como algo exterior, a maioria das pessoas está inconsciente do processo pelo qual nasce essa realidade exterior, onde a atenção, intenção e ação se originam quando as pessoas se relacionam umas com as outras ou consigo mesmas.

Kurt Lewin, cientista social do século XX, examinou o ambiente social como um campo dinâmico que interage com a consciência humana. Mudanças no ambiente social produzem tipos de experiências psicológicas, bem como mudanças psicológicas alteram o ambiente

---

[2] Kant formulou uma teoria chamada Metafísica dos costumes, baseada no imperativo categórico, que tenta desfazer qualquer relativismo moral empregando forças para descobrir as máximas ou leis morais universais.

externo. Para entender o comportamento humano, segundo Kurt Lewin, deve-se olhar para todo o campo psicológico, ou espaço vital onde as pessoas atuam.

Na visão da Gestalt, a complexidade da experiência humana, com todas as suas paixões, inspirações, dúvidas, angústias e possibilidades, surge codificada pelas lentes dos indivíduos por meio das quais interpretam a realidade. Filtra-se e seleciona-se o que se vê, sente e as pessoas se relacionam a partir de suas experiências e não pelos eventos em si. Portanto, a única verdade é a sua própria experiência, sendo possível reconhecer e responsabilizar os indivíduos pela criação das próprias experiências, reconhecendo o seu poder de criação e sua autonomia.

Segundo Fritz Perls, as pessoas tendem a confundir seu ponto de vista sobre o mundo com a verdade absoluta, objetiva, ao invés de reconhecer a importância da percepção e sua influência na criação de suas perspectivas, assim como todas as ideias, ações e crenças que dela decorrem, e quando reconhecem a importância da percepção, são obrigadas a se responsabilizarem pela vida que criam e pela maneira de ver o mundo que escolhem.

O crescimento pessoal é incentivado pelo aprendizado de controlar as experiências internas, sendo que esse controle sobre o ambiente psíquico confere o poder sobre as escolhas de como interpretar o ambiente, como reagir e transformá-lo conscientemente. Compreender a totalidade da experiência humana através dos pensamentos, sentimentos e percepções, descartando os verdadeiros valores de cada um construindo seu próprio mundo, desenvolvendo seu "eu autêntico", ampliando sua autorresponsabilidade, autoconfiança, autocompreensão, construindo seu mundo na relação com outros.

É a partir dos sentidos, expectativas, estados emocionais, crenças e valores, ambiente geográfico, cultural, social, intelectual e imaginário que representam no mundo a diversidade, e nesse campo infinito, as interações humanas.

A qualidade das interações humanas está associada ao diálogo, a confiança, enriquecer-se, cooperar, criar juntos, formando-se um campo psicológico do grupo coletivo onde atuam forças de atração que impulsionam as pessoas a um objetivo e propósito comum.

Quando os indivíduos entendem que o seu destino depende do destino de um grupo, ele sente vontade de assumir parte da responsabilidade pelo bem-estar geral.

A vida institucional é pautada pelas interações humanas, expressas pelas necessidades e desejos existenciais, conscientes e inconscientes, dos indivíduos e grupos, alinhando os comportamentos à própria existência representada pelos valores, e dinamicamente interagindo com a missão, preceitos, normas, estruturas e sistemas da instituição.

O circuito coletivo de valores compartilhados, colabora com a construção de significados (*sensemaking*) no cotidiano da organização. Os indivíduos interagem entre si para atribuir significado naquilo que fazem reduzindo a ambiguidade do mundo organizacional, constituindo um mundo organizado em direção aos objetivos organizacionais.

O processo de coesão de um grupo envolve o alinhamento de valores e da missão organizacional, aumentando a capacidade do grupo para a comunicação, cooperação, coordenação, colaboração e criação de confiança.

Na existência de um choque entre os valores declarados pelos indivíduos ou grupo e seus comportamentos, bem como o desalinhamento com os valores e missão da organização, a tendência é a ruptura com a organização, pois é muito difícil estabelecer relações de confiança, havendo uma perda na integridade coletiva.

As conversas se dão em padrões invisíveis que conduzem a interação social e são a materialização viva dos campos sociais e o mais importante para aprimorar a interação social. As conversas se dão em padrões que tendem a ser os mesmos.

As pessoas se juntam para realizar coisas importantes, que não conseguiriam realizar sozinhas. À medida que se auto-organizam, os sistemas vivos desenvolvem uma visão compartilhada do que é importante, do que é aceitável nos comportamentos, usam a própria criatividade para contribuir e inventar soluções, ações que são necessárias e como concluí-las. Cria-se um sistema auto-organizador, o sistema fazendo por si mesmo.

O grupo do CQH ao longo do tempo institucionalizou uma dinâmica interna que transcendeu a estrutura e o organograma da instituição. Ganhou espaço, vida e autonomia nas suas experiências e práticas integrando três níveis de aprendizagens informal, formal e técnico no mais alto nível de consciência.

A coexistência e interação num complexo processo circular dos três níveis de aprendizagem geraram know-*how* e evolução dos participantes do grupo, fortalecendo o significado e sentido do voluntariado.

A experiência de autonomia e de autorregulação, monitorando e modulando a emoção, a cognição e o comportamento para atingir objetivos comuns, tendo em vista as práticas na implantação do modelo evidenciaram resultados positivos, enobrecendo a atuação do grupo junto aos hospitais, e por sua vez fortalecendo a identidade do grupo. A experiência em "fazer juntos", reuniões técnicas e visitas, propiciou fortes laços sociais por meio da troca de conhecimentos entre diferentes profissionais, aprendizado do conviver e criação dos vínculos afetivos. A conexão social entre os participantes foi a alavanca facilitadora do engajamento, do crescimento profissional, da convergência de valores e prática do modelo.

Principais fatores que influenciaram e mantiveram os profissionais no voluntariado do CQH:

- Identidade com os valores do modelo de gestão da qualidade como imã de articulação dos integrantes no exercício da atividade, orientados para um propósito de fazer o bem em coerência com a prática dos valores individuais;
- Crescimento técnico e comportamental a partir do compartilhamento de conhecimentos, debates enriquecedores, troca de experiências, diversidade e senioridade legítima e reconhecida entre os profissionais, planejamento, coesão e consenso nas decisões;
- Convivência num ambiente de confiança, com o sentimento de pertencimento num grupo respeitado e inclusivo, vínculos afetivos e de amor, praticando o diálogo, ouvindo e refletindo para transformar, maturidade em resolver conflitos;
- Contribuição em diversas esferas em doar o conhecimento, generosidade com as pessoas, vontade de melhorar e ajudar outras pessoas, perceber a satisfação das pessoas a partir do apoio e dos resultados visíveis, retorno do esforço dedicado, sentimento de dever cumprido;
- Impacto nos hospitais por meio da geração de valor e dos resultados alcançados, engajamento dos funcionários dos hospitais, a motivação dos funcionários que se sentiam valorizados por estarem contribuindo com a qualidade nos hospitais, o agradecimento e reconhecimento do trabalho pelos funcionários dos hospitais;

- Propósito Comum e Compromisso com a Qualidade Hospitalar, modelo de gestão sistêmico, integrador de processos, orientador do trabalho em equipe, crítico, objetivo, com valor inestimável do voluntariado;
- Desenvolvimento profissional por meio da doação, do compartilhamento de conhecimentos, percepções e experiências com o mesmo propósito, diversidade e senioridade da equipe reconhecidas e legítimas, aprendizagem na experiência prática e na vontade de aprender. Contribui com a evolução e oportunidades na carreira;
- Autonomia com estímulo a criar, inovar, protagonizar, aprender entre erros e acertos, com liberdade de manifestação, como profissionais conscientes e comprometidos com as atividades e os resultados;
- Conexão social como a liga mobilizadora do voluntariado, garantida pelo propósito, escuta, confiança, acolhimento, pertencimento, igualdade nos espaços de participação, consenso e reconhecimento da necessidade do outro no processo de criação;
- Integralidade no equilíbrio entre razão e emoção sendo pragmática nos métodos e princípios racionais e a relação entre as pessoas que transcende a racionalidade com envolvimento gerado pela emoção. Crescimento pessoal a partir da experiência nos relacionamentos interpessoais, fazendo a diferença nas vidas dos participantes do grupo.

Representar
Papéis

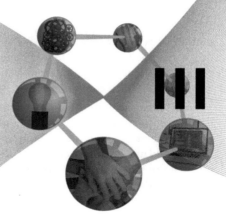

Haino Burmester
Ricardo José de Almeida Leme

"É melhor quando as pessoas mal percebem que o líder existe; não tão bom quando as pessoas o obedecem e aclamam; pior quando o desprezam..., mas de um bom líder, que fala pouco quando sua tarefa é concluída, seu objetivo alcançado, as pessoas dirão: 'nós mesmos fizemos.'"

Lao-Tsé, filósofo chinês, século VI a.C.

Os cínicos dizem que os seres humanos estão na terra para representar apenas dois papéis: alimentar-se e reproduzir-se. E que todas as demais funções desempenhadas por eles seriam sublimações para satisfazer estas duas únicas tarefas que lhes estariam reservadas, assim como a todos os demais animais do planeta. Seguramente a maioria dos humanos não concorda com tal descrição minimalista de suas passagens pela terra e se atribui outros papéis a serem representados a contribuir para sua satisfação. Quais seriam então estes papéis? Quem determinaria quais papéis cada um deveria representar na sociedade? Estes papéis seriam predefinidos por alguma força exterior ou o livre arbítrio de cada um determinaria sua trajetória na face da terra? O autoconhecimento faria com que as pessoas pudessem identificar melhor seus papéis e orientá-los de acordo com seus interesses? Como e por que pessoas se associaram ao CQH para desempenhar papéis em trabalho voluntário em sua relação com a administração de hospitais?

Trabalho e administração sempre tiveram papéis ligados às organizações. Se trabalho é atividade, administrá-la é o processo de realizar ações para alcançar algum objetivo, por meio dela.[1] No modelo de sentido do trabalho, a remuneração é um dos fatores que lhe dá

---

[1] Maximiano ACA. Introdução à Administração. São Paulo: Atlas SA., 2000.

sentido.² Neste livro está se buscando o sentido do trabalho para os trabalhadores do CQH que, como voluntários, não têm remuneração. Busca-se a compreensão dos contextos sociais e individuais que motivaram e motivam os voluntários do CQH a encontrarem sentido no trabalho realizado e como isto pode ser extrapolado para outros ambientes.

Os papéis representados por pessoas são formas de funcionamento que elas assumem no momento em que reagem a uma situação específica na qual outras pessoas ou objetos estão envolvidos.³ Neste sentido fala-se de uma representação social que pode ser entendida como sendo uma manifestação sociocultural. As diferentes esferas socioculturais se interligam por meio dos significados partilhados. Neste contexto, é importante reconhecer a presença de subjetividade, que só se constrói e se consolida por meio de relações que se estabelecem entre os diferentes atores sociais que compõem um determinado grupo, isto porque existe uma significação construída, como no caso do CQH, que lhes é comum.⁴ Cada papel social compõe-se de um conjunto de normas, expectativas, direitos e comportamentos que as pessoas assumem e cumprem. Por exemplo, o papel do gestor nas organizações pressupõe planejamento, definição de metas, alocação de recursos humanos, tecnológicos, financeiros e de infraestrutura, entre outros, para atingir os objetivos da organização.

Os papéis representados pelos agentes na sociedade (e por extensão nas organizações) podem ser predefinidos pelos comportamentos esperados de cada grupo de pessoas. Mas o livre arbítrio permite que um professor, por exemplo, além de cumprir os papéis esperados de todos os professores, possa se destacar por suas próprias características e, desta forma, se tornar excelente na sua prática.

Os papéis sociais, profissionais e organizacionais são um conjunto de funções desempenhadas por pessoas a fim de realizar as atividades que compõem o papel executado. O papel pode ser considerado como uma unidade da cultura e cada cultura se caracteriza por uma série de papéis que, se espera, sejam cumpridos e respeitados por todos os membros na sociedade e nas organizações. Portanto, isto se aplica também à cultura organizacional. Por isso deve-se destacar que as pessoas cumprem seus papéis na sociedade e nas organizações e nelas executam os processos que seus papéis determinam e que elas entendem razoáveis de serem feitos. Ao nascer, o ser humano apresenta dependência natural de seus pais para sobreviver. Não há possibilidade de escolha nesse estado recém nato. Com o passar dos anos, uma aparente emancipação acontece na medida em que algumas escolhas pessoais se mostram possíveis, como escolher o que comer, o que ler e com quem andar. Essas escolhas, no entanto, sofrem a influência do que as pessoas aprendem em seu núcleo familiar, o que pode levar ao questionamento de quão livres elas são de fato. Acrescente-se a isso a influência da tribo, da comunidade, da mídia, do estado, da nação e finalmente dos valores que a sociedade global e multinacional aprega.

Assim, todas as pessoas exercem um infindável número de papéis ao longo de suas vidas. Papéis de pais, cônjuges, filhos, irmãos, tios, primos, avós, netos, vizinhos, amigos, patrões, empregados, médicos, engenheiros, pastores, marceneiros e assim por diante. Papéis para os quais não, necessariamente foram preparados. O fazem obedecendo ao senso comum, aprendido por meio da rede mundial de personalidades que, dependendo de culturas nacionais e

---

[2] Morin E. Os sentidos do trabalho. São Paulo: RAE, Ago/Set/Out. 2002, p. 71-5.
[3] Moreno JL. Psicodrama. São Paulo: Editora Cultrix, 1983.
[4] Cavedon NR. Antropologia para administradores. Porto Alegre: Editora da UFRGS, 2003.

de usos e costumes locais, são exercidos de maneira parecida em todo o mundo. Fazem aquilo que suas *personas* indicam como o mais apropriado. São condutas aprendidas pela personalidade de cada um. Não se preparam para exercê-los; simplesmente, o fazem.

Para que as transformações propostas neste livro ocorram, seria necessário que estes atores se preparem melhor para exercerem esses papéis. Que o fizessem aprimorando seu autoconhecimento e, desta forma, promovendo uma autotransformação. Isto implica em ir além da consciência dada pelos cinco sentidos. Sair da superficialidade de suas personalidades para a essência de seu caráter. Buscar fundo por aquilo que está na sua alma ou espírito, como se queira chamar. Aprimorar seu "sexto sentido", sua intuição e sua consciência mais profunda. Despojar-se de suas vaidades, de seus fetiches, de seus pré-julgamentos, de suas birras, de seus egos inflados, de seus apegos, enfim. Buscar a forma de seu caráter que deve emergir do vazio de suas personalidades. Já se disse que "o que tem forma é o vazio; o vazio é o que tem forma".[5] Buscar a unidade com o Deus que existe dentro de cada um e desta forma o equilíbrio necessário para uma convivência harmônica e alinhada com os demais seres humanos. Convergir para os ideais a que os seres humanos estão predestinados. Este é o caminho para a mudança que se requer. A resposta está dentro de cada um; não se busque nada fora, porque este fora já provou que não agrega à consciência o que ela necessita.

Um elemento que pode potencializar a inovação e desenvolvimento é o estímulo ao processo de autoconhecimento, prática que "empondera" e emancipa. A insegurança pessoal profissional é uma trava em muitos ambientes de trabalho em grupo. Receio de ser postergado em promoções ou demitido por situações de disputas internas são comuns do ponto de vista institucional. No entanto, quanto mais a pessoa se auto afirmar e perceber seu potencial pessoal e habilidades com clareza, menos se torna vulnerável ao ambiente e com maior leveza e alegria conduz suas atividades. Essa habilidade é naturalmente percebida pelos seus pares e se transforma em admiração. Essa, por sua vez, atua como uma forma de lubrificante estrutural onde várias pessoas trabalham juntas. Lubrificada a estrutura, a competitividade naturalmente se atenua e abre espaço ao bem querer e para a cooperação como tecido de sustentação. Nessa medida, todo o ambiente se contamina positivamente e ao invés de buscar o diagnóstico da fraqueza alheia, se propõe a observar as fortalezas alheias e a contar com elas como antídotos contra as próprias fraquezas.

Quando um grupo encontra suas forças no foco do positivo, ele se torna um grupo criativo e disponível à transformação. Em seus medos as pessoas se fecham e enrijecem ao passo que em suas qualidades as pessoas se expandem e flexibilizam. A fórmula transformadora da rigidez para a flexibilidade é o autoconhecimento, ao menos como primeiro passo. Iniciativas de expor grupos ao autoconhecimento devem ser cada vez mais estimuladas nos dias atuais, para o bem da pessoa e do grupo.

O autoconhecimento estimula ao transbordamento do ser, de tudo o que ele tem de melhor em favor dos demais. Lao Tsé[6] propõe em um de seus aforismos: "Quem conhece aos outros é inteligente. Quem conhece a si mesmo é iluminado. Quem vence aos outros é forte. Quem vence a si mesmo é invencível".

---

[5] Formulação clássica do Budismo. A observação cuidadosa mostra que nada é perene e constante. A única constância é a permanente mudança de todos os fenômenos humanos. A natureza, a todo momento dá indicação da vacuidade lembrando a impermanência destes fenômenos.
[6] Lao Tsé. Tao Te King. Attar editorial – São Paulo 2001.

Finalmente, duas instâncias que interferem em processos de catálise e desenvolvimento são o pertencimento e o desengajamento. O estímulo ao pertencimento e a prevenção ao desengajamento são recursos de potencialização de resultados. Quando a pessoa sente pertencer ao grupo, disponibiliza seus recursos e dispõe dos recursos do grupo no melhor fluxo possível. A indisponibilidade pessoal ao grupo é como areia na engrenagem do motor. É importante observar e aferir de forma natural, dinâmica e discreta como está a instância do pertencimento interpessoal.

Do mesmo modo, de forma indissociável e complementar é importante a aferição do desengajamento do grupo. Isso deve se prestar não apenas à lubrificação das relações, mas também à realocação daqueles que se mostram inadequados ou indisponíveis ao bem comum e que poderiam ser mais bem utilizados em outra função ou área de atividade. Sempre no sentido de beneficiar a pessoa e ao grupo como todo.

Tudo isso para concluir de fato a existência de instâncias que transcendem a qualificação técnica do currículo convencional e que operam como fatores determinantes do sucesso de alguns projetos em detrimento de outros. É importante que uma vez que se chegue ao limite do conhecimento científico convencional, possa se prosseguir para além do mesmo e assumir-se a possibilidade de instâncias que envolvam e atuem sobre indivíduos e grupos vinculados a projetos e ideais, conforme Sheldrake sugere no conceito de campos mórficos. O autor[7] em questão coloca em pauta os limites do convencionalismo da ciência na obra "O Dogma da Ciência", assim como Steiner[8] o fez em sua obra "A Filosofia da Liberdade". Obras que valem a pena passar em algum momento e que por outro lado são atacadas com veemente contrariedade pelas sociedades de céticos que hoje ainda se posicionam com razoável radicalidade e indisponibilidade ao novo e inusitado.

No momento atual da história, em que o sentido existencial é vendido em cursos e programas de aconselhamento pessoal é imperativo que se retome o direcionamento interior e se comparem as expectativas do mundo exterior com aqueles projetos pessoais interiores que muitas vezes foram abandonados ou calados pelo tempo e suas demandas. Afinal, as pessoas são produtos do meio e, portanto, reféns do mesmo ou atores, reformadores e transformadores desse meio em que se encontram?

O protagonismo sobre um meio engessado onde as mudanças não são bem-vindas é o *modus operandi* reprodutivo que se contrapõe ao protagonismo transformador do meio que se pode chamar de produtivo. É fácil antever que o protagonismo produtivo tende a enfrentar maiores obstáculos que o reprodutivo, onde simplesmente se espera a repetição do modelo vigente. Em meios reprodutivos o arbítrio é restrito enquanto naqueles produtivos o arbítrio tende à liberdade de fato.

Conforme a humanidade progride e sua vontade se desenvolve, menos acessível ela se torna à sugestão externa e mais se liberta para agir a seu modo, sem levar em conta a pressão alheia. Exercitar o livre arbítrio é aprender a discernir entre bem e mal e reconhecer o erro como a matriz do sofrimento. O encadeamento de escolhas na vida, de algum modo,

---

[7] Sheldrake R. Ciência sem Dogmas – A Nova Revolução Científica e o Fim do Paradigma Materialista. São Paulo: Ed. Cultrix, 2014.

[8] Steiner R. A Filosofia da Liberdade – Fundamentos de uma Cosmovisão Moderna. São Paulo: Ed. Antroposófica, 2022.

determina a qualidade da colheita, de onde se conclui que o plantio é opcional, mas a colheita compulsória.

Para isso talvez, neste mundo de transformações, se deva recorrer às novas tecnologias como o metaverso, que surge como a forma de tratar uma percepção disfuncional da realidade, por meio de experiências em realidade virtual alternativa. Esta nova tecnologia pode ser utilizada para a busca e manutenção de estados conscientes de bem-estar e autoconhecimento. O que a meditação e a *mindfulness* sempre fizeram agora o metaverso, talvez possa apressar e aprimorar.

A teoria dos papéis diz que os indivíduos executam suas funções em conformidade com as normas vigentes.[9] A teoria pressupõe que as pessoas são essencialmente conformistas e tendem a viver de acordo com as normas que acompanham os seus papéis. Em contraposição, este capítulo explora os papéis que as pessoas são desafiadas a desempenhar em suas vidas de relação, independentemente das origens determinísticas deles.

A filosofia, antropologia, sociologia e psicologia consideram os papéis representados pelas pessoas como o ponto de ligação entre elas e a sociedade.[10] Nesse caso, a "epigênese",[11] o livre arbítrio, a liberdade para inaugurar algo inteiramente novo se torna de complexidade inusitada. Histórias de vidas éticas, maduras e dignas naturalmente culminarão, à semelhança da evolução da humanidade, em vidas rumo a interesses altruístas e de um natural refinamento das escolhas de cunho puramente egoísta, instintivo ou animal em direção a escolhas convergentes ao bem comum.

Na análise de caso apresentada neste livro se advoga que as pessoas no CQH se associaram e passaram a representar papéis importantes e condicionados pela influência do grupo no qual estavam inseridas, dentro do Programa. Foi significativo que o grupo reduziu a perspectiva assistencialista e caridosa do voluntariado tradicional, preferindo fortalecer um enfoque de cidadania e envolvimento com a causa. Entende-se que a interação entre os voluntários participantes do Programa, atuando em conjunto e regidos por uma consciência coletiva é suficiente para auto regular o Programa. Ao se envolverem com o Programa, os voluntários se auto descobrem participantes de uma ação coletiva baseada em propósitos, valores e princípios com os quais se identificam e, por meio dos quais, com confiança mútua realizam a missão do Programa.

A teoria dos papéis diz que para mudar o comportamento das pessoas é necessário mudar os papéis que elas desempenham rotineiramente na sociedade. Em março de 2020, quando o primeiro surto de Covid atingiu Nova York, Maria Karas, cardiologista que dirige a UTI cardíaca do *NewYork-Presbyterian Hospital (NYPH)-Weill Cornell,* ajudou a coordenar o esforço do hospital no combate à epidemia. Embora reconheça que a equipe enfrentou desafios pessoais, Karas fala, quase com saudade, desses primeiros meses angustiantes. Apesar do medo e incertezas, os profissionais de saúde se uniram à causa, assumindo tarefas muito além de seus papéis habituais. Eles abraçaram as oportunidades de aprender e compartilhar, facilitadas por reuniões diárias, via Zoom. O mais impressionante, para Karas, foi o senso quase

---

[9] Kristie L. What Is the Role Theory in Organizational Leadership? Disponível em: http://smallbusiness.chron.com/role-theory-organizational-leadership-4958.html.

[10] Drumond J, Souza AC. Sociodrama nas Organizações. São Paulo: Ágora, 2008.

[11] A epigênese acredita que o organismo não está formado no ovo fertilizado, mas sim, que ele cresce progressivamente a partir de alterações profundas que ocorrem durante a embriogênese.

palpável de significado e propósito à medida que as pessoas se dedicavam a mitigar a crise. "As pessoas tinham muito orgulho de seu trabalho", disse ela. "Foi um momento muito especial".[12]

A Dra. Ana Mietke Morais, em apresentação durante o XXII Congresso Brasileiro de Qualidade em Serviços de Saúde, realizado em São Paulo, em setembro de 2022, relatou experiência similar vivida no Hospital das Clínicas da Faculdade de Medicina da Universidade de São Paulo. Na ocasião ela se referiu ao engajamento das equipes do Hospital ao combaterem a pandemia do Covid-19. Ela se referiu ao empenho e voluntariedade das pessoas que se empenharam além do que suas descrições de funções exigiam, atuando com autonomia e independência, sem os tradicionais comandos e controles de uma estrutura hierarquizada. Aquele ambiente, disse a médica, propiciou condições para que as pessoas improvisassem e criassem, por conta própria, soluções inovadoras impensadas em condições normais. Com a alta cúpula do Hospital participando com o nível operacional observava-se um achatamento da hierarquia permitindo que a liderança compartilhada fosse praticada sem que as pessoas notassem o fenômeno, mas com resultados além do esperado. Com este relato pode-se inferir quão desejável seja a busca por esse ambiente em condições não excepcionais como o da pandemia. Tal é o desafio das lideranças no Século XXI e adiante.

Pela pesquisa realizada com os participantes do CQH, descrita no Capítulo VIII deste livro, pode-se notar que havia entre eles um orgulho muito grande do trabalho que realizavam e que vivenciavam momentos especiais ao desempenhar seus papéis no interior do Programa. Havia uma mudança de comportamento em relação às suas atividades rotineiras. Pode-se aferir que, como todos se identificavam com a causa, se estabeleceu entre eles uma rede de comunicação inconsciente que os empenhava em direção à desempenhar seus papéis de maneira convergente e harmônica, muito mais do que em seus empregos regulares. Esta rede fazia as vezes de uma liderança compartilhada que, por consenso, se auto regulava e dirigia o grupo para seu destino. A força do grupo era mais forte do que qualquer liderança individual. Como visto na revisão bibliográfica, no capítulo I "quando o potencial do grupo é atingido, a Mente Coletiva proporciona a conexão com o subconsciente dos participantes. Todos do grupo têm a possibilidade de acessar e de adquirir conhecimento do subconsciente do outro. Esse poder do coletivo estimula a mente num grau superior de vibração, como se passasse a ter uma imaginação mais viva e criativa, um sexto sentido". O arbítrio individual, que será discutido no capítulo seguinte, era substituído por aquele entranhado no inconsciente coletivo do grupo. O grupo sabia para onde se dirigir e, quando chegava ao seu destino, todos sabiam que eles tinham alcançado seus objetivos, porque a força inconsciente do conjunto os tinha conduzido. Parece ser esse o caminho para as organizações trilharem em busca de maior engajamento e comprometimento das pessoas com suas atividades, proporcionando-lhes mais satisfação e realização pessoal. Não se trata de fenômeno isolado, mas parte de uma proposta abrangente que pressupõe mudanças radicais na estrutura de poder das organizações, em direção a uma liderança compartilhada visando maior transparência nas ações e desenvolvimento de confiança ampla entre todos os atores atuantes nela. Neste ambiente as pessoas poderão exercer seus papéis baseadas naquilo que conhecem de si próprias, na sua individualidade e na forma como podem participar e contribuir com o grupo. E, então, pode-se perguntar qual o grau de liberdade que o arbítrio pessoal pode alcançar nessa teia de interdependências? A resposta a

---

[12] Rosenbaum L. Peers, Professionalism, and Improvement — Reframing the Quality Question, N Engl J Med, May 12, 2022 https://www.nejm.org/DOI: 10.1056/NEJMms2200978.

essa questão não é tão importante quanto a importância de se colocar esse tema em questão, como se fará no capítulo seguinte.

O destino e o livre arbítrio de um indivíduo vistos sob as leis de causa e efeito são assuntos complexos, pois estão, em grande parte, sujeitos ao passado, mas quanto ao futuro, cada um terá arbítrio total sobre seu destino, salvo naquilo em que se está limitado por ações anteriores. Como disse Goethe, esta pode ser a chave da emancipação:

> "De todo o poder que mantêm todo o mundo agrilhoado
> O ser humano se liberta quando o autocontrole há conquistado".

Segundo Max Heindel,[13] a Lei de Consequência e o exercício do arbítrio agem em harmonia com o céu. Assim, uma pessoa nasce quando as posições dos corpos do sistema solar proporcionam condições necessárias para sua experiência e progresso na escola da vida. Além disso, a configuração celeste indica predisposições de caráter e convites a experiências compatíveis com esses atributos. A astrologia é uma forma de conhecimento da dinâmica biográfica pessoal, se bem que o melhor astrólogo pode equivocar-se, por ser tão falível quanto os demais seres humanos. Embora haja situações inevitáveis, dispõe-se de alguma margem de livre arbítrio para modificar causas já postas em movimento. Como disse a poetisa Ella Wheeler Wilcox:

> "Um barco sai para Leste e um outro para Oeste
> Com o mesmíssimo vento que sopra, numa única direção.
> É a posição certa das velas e não a direção do vento
> que determina o sentido que eles vão.
> Os caminhos do destino são como os ventos do mar
> conforme nós navegamos ao longo e através da vida.
> É a ação da alma que determina o objetivo
> e não a calmaria ou o constante lutar."

---

[13] Heindel Max. O Conceito Rosacruz do Cosmos. Editora Fraternidade Rosacruz.

Livre Arbítrio e Valores

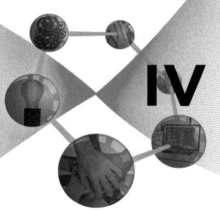

IV

Nancy Val y Val Peres da Mota

Neste momento o leitor poderá perguntar: por que um capítulo sobre livre arbítrio em um livro sobre gestão?

O processo de tomada de decisão permeia constantemente as atividades do gestor, portanto, entendeu-se a necessidade de ver como isso se concretiza na vida, no indivíduo e nas organizações em geral. Para tanto, deve-se retroceder no tempo e saber o que já foi estudado sobre o assunto e como isso impacta nos tempos atuais. A pergunta continua: pode-se decidir sobre o que fazem as pessoas e as organizações? Pode-se utilizar o livre arbítrio para promover mudanças ou os dogmas pré-estabelecidos conduzem as ações das pessoas, sem liberdade de escolha?

Quais são os conceitos de livre arbítrio que poderão ajudar a entender o significado de fazer escolhas na vida, pessoal e profissional? O processo de tomada de decisão do indivíduo (e do gestor, claro!) passa pelo exercício da liberdade de escolha ou ela já está escolhida? Pensar "fora da caixa" é realmente viável, ou só uma figura de linguagem? Ou é preciso mudar a caixa?

Qual é a importância de se analisar os valores do Programa CQH em relação ao livre arbítrio? Antes de prosseguir, serão expostos conceitos e um pouco da história relacionada ao tema. Em seguida será possível exemplificar, sob o ponto de vista do livre arbítrio, a necessidade de se fazer escolhas ao participar de um Programa como o CQH.

Desde sempre o ser humano se questiona se ele é dono de sua vida ou se simplesmente veio a este mundo para cumprir um papel pré-definido! Essa questão levou diversos pensadores a elaborarem complexos tratados referentes ao livre arbítrio, os quais são relatados a seguir. Em seguida, com a evolução da neurociência volta-se ao questionamento do quão livres são os seres humanos para fazer suas próprias escolhas. Mas, independentemente de quais linhas são aceitas como verdadeiras, se as escolhas são livres ou pré-determinadas, tem-se durante a vida a sensação de se poder escolher e em seguida, ao fazê-lo, a dura realidade de tornar-se escravo de sua decisão.

Dentre as diversas faculdades e capacidades humanas se destaca a possibilidade de fazer escolhas. Escolher é um processo complexo, envolvendo fatores físicos, químicos, neuroendócrinos, mentais, genéticos, sociais, entre outros, além de uma dependência temporal. Foi objeto de estudo da religião, da filosofia, antropologia, das ciências médicas e outras durante a história.

Na Antiguidade Clássica (greco-romana) o modelo educacional vigente era o das Artes Liberais, no sentido de que o postulante era livre para escolher a instrução, buscar a educação e escolher seu mestre, em uma relação mestre-discípulo, sem a premissa de um ensino curricular. Essa liberdade era um direito dos cidadãos nascidos na Pólis grega (cidade-estado), bem como votar, ter propriedades e se armar para a guerra, direitos que não se estendiam a escravos e estrangeiros, sendo uma expressão da relatividade do conceito de liberdade.

As disciplinas fundamentais para as sete artes liberais eram a Gramática, Retórica e Lógica ou Dialética (constituindo o *Trivium*, ou caminho das três vias) e Aritmética, Geometria, Música e Astronomia, constituindo o *Quadrivium*. O Trivium se ocupa da linguagem, da palavra escrita, falada e pensada, como instrumento da Razão humana. Com a Gramática se aprende a comunicação e o entendimento dos textos para compreender bem o espírito humano. Com a retórica se aprende a maneira de se expressar, falar e aplicar a compreensão do espírito humano aprendida na Gramática, desenvolvendo condutas, virtudes e o reconhecimento do valor da moral. Com a dialética se aprende a definir conceitos, a raciocinar bem, a demonstrar com clareza e rigor o raciocínio, buscando a verdade, olhando um mesmo assunto por diversas perspectivas. Os gregos, influenciados por Pitágoras, reconheciam que na natureza tudo é número, sendo que o *Quadrivium* era constituído de quatro formas de estudá-los, respectivamente: a teoria dos números, o número no espaço, o número no tempo e o número no tempo e espaço.

Havia também uma singular analogia entre as Artes Liberais e a ordem cósmica dos sete planetas visíveis, com o sentido planetário simbólico, relacionando a retórica com Vênus; a gramática com a Lua; a lógica com Mercúrio; a aritmética com o Sol; a música com Marte; a geometria com Júpiter; e a astronomia com Saturno".[1]

A filosofia de Platão (427-347 a.C.) considera o mundo real (inteligível) e o mundo das coisas (sensível) como sendo constituídos de puras ideias, onde a ideia ou conceito de bem ocupa uma posição central. Não há um Diálogo de Platão específico sobre o bem, porém ele é citado em diversos diálogos que falam desde a dificuldade de sua conceituação até características do mesmo e sua relação com a ideia de justiça, felicidade e prazer. Segundo alguns comentários existe em Platão uma hierarquia metafísica de bens, que culmina com a ideia do bem em si.[2]

Costuma-se dizer que escolher é uma manifestação da vontade individual, que para os platônicos, é a faculdade que tende apenas para o verdadeiro bem, não considerando o aspecto psicológico, mas apenas o aspecto moral. Assim também se a vontade é direcionada a objetos materiais não é considerado o aspecto psicológico.

---

[1] Nasser JM. Para entender o Trivium. In: Joseph Miriam. O Trivium: as artes liberais da lógica, da gramática e da retórica. São Paulo: É realizações, 2008, p. 15).

[2] Trabattoni F. Publicado por: Imprensa da Universidade de Coimbra URL persistente:http://hdl.handle.net/10316.2/34790. DOI: DOI: http://dx.doi.org/10.14195/978-989-26-0947-8.

A vontade tende para a apreensão, pelo intelecto, dos bens que são apresentados por meio da cognição subjetiva. O conhecimento subjetivo é uma relação especial entre um sujeito e um objeto a ele apresentado onde ocorre a captação pelo sujeito de pelo menos parte de uma realidade objetiva que a ele se apresentou e que será armazenada juntamente com todas as percepções anteriores constituindo um arquivo de memória representativa. A vontade é assim, um grau do intelecto por meio do qual ela se manifesta.

São Tomaz de Aquino (1225-1274) oriundo de uma família de senhores feudais italianos é destinado à vida monástica desde muito jovem e encaminhado à Abadia de Montecassino, que sucumbe à invasão de Frederico II, imperador alemão. Encaminha-se então à Universidade de Nápoles onde inicia os estudos das artes liberais (*Trivium* e *Quadrivium*) onde tem contato com as obras de Aristóteles. Tornou-se frade dominicano e dedicou-se à filosofia e teologia.

Para São Tomaz a inteligência é o motor da vontade e o ato voluntário consiste na efetivação dos objetivos superiores específicos do ser racional, isto é, conhecer as essências e tender a apreensão dos bens enquanto finalidades. Isso se processa como um diálogo entre a inteligência e a vontade: a inteligência considera um fim a atingir, a vontade se inclina para tal objeto; a inteligência examina o valor e possibilidades de alcançá-lo, a vontade deseja o objeto; a inteligência delibera comparando os meios a serem empregados (*consilium*), a vontade consente no uso destes meios (*consensus*); por fim, a inteligência se fixa num determinado meio, a vontade confirma essa escolha (*electio*); a inteligência ordena a ação, a vontade aplica os órgãos executores; assim o ato está realizado.

Quanto à liberdade de escolha, São Tomaz é categórico ao afirmar que a vontade humana só não é livre quanto ao Bem Supremo, a própria essência do bem, que está em Deus. Vivendo nesta realidade de bens secundários, fragmentários, a vontade humana permanece livre. Entende-se que, se assim não fosse, a responsabilidade por todas as desgraças e infortúnios humanos deveria ser atribuída a um Deus onipresente, onipotente, onisciente e infalível.

O nascimento de um indivíduo humano, a termo, normal, possuidor de todas as características inerentes à espécie, saudável segundo o conhecimento dos atendentes, apresenta um ser dotado de todos os instrumentos humanos, no qual não se percebe manifestação de vontade individual e, consequentemente, de escolha. Pode-se entender que os instrumentos sensoriais que permitem a apreensão da realidade objetiva ainda não apresentam o desenvolvimento e maturidade suficientes para exercer suas funções, o que ocorrerá em função do tempo. Não seria de utilidade analisar os diferentes órgãos sensoriais e seu tempo de maturação para considerá-los aptos ao exercício de suas funções, porém, esse indivíduo, *per se*, não apresenta condições mínimas de sobrevivência, de exercício da vontade e de fazer escolhas.

Portanto, para esse indivíduo em particular, as possíveis escolhas serão manifestações da vontade individual de outra pessoa que lhe apresentará a realidade objetiva por meio de cuidados perinatais, que progressiva e sucessivamente serão percebidos e armazenados como realidades em arquivos na memória. Neste estágio o indivíduo, sem o desenvolvimento intelectual, não tem a opção de manifestar escolha por leite materno, de cabra, ou industrializado, sendo apenas o receptor dessa realidade externa.

Pode-se inferir que escolher é um processo resultante do desenvolvimento de uma série de fatores biológicos, educacionais, temporais, sociais, manifestados por meio de uma decisão, expressão da vontade individual.

Note-se que, por exemplo, ao se escolher comer uma laranja, todo o processo digestivo e metabólico subsequente não está sujeito às manifestações da vontade, processando-se de forma automática, onde não se escolhe absorver apenas a vitamina C. Pode-se concluir que há um limite para as escolhas e, também, consequências dependentes da mesma.

Apesar da existência ou não do livre arbítrio, de todas as condições necessárias e/ou suficientes para se efetuar uma escolha, é possível que a mesma ocorra ou não, individualmente, em determinado tempo, grau, época histórica ou grupo social. Em um primeiro momento, se é livre para escolher o que é melhor para a vida pessoal, familiar e profissional, para a organização onde são exercidas as funções de gestor.

Em um segundo momento, escolher traz consigo uma série de consequências e desdobramentos pelo caminho escolhido. E aí? Existe mesmo a liberdade da escolha ou as ações são tão direcionadas que parecem ter sido escolhidas, quando na verdade o universo escolheu pelo indivíduo?

É possível compartilhar escolhas e consequentemente decisões decorrentes delas? Ou o que se pensa ter sido decidido de forma livre, na verdade está vinculado a padrões aprendidos durante a vida?

Segundo o Dicionário de Filosofia e Ciências Culturais[3] livre arbítrio é a expressão usada para significar a vontade livre de escolha, as decisões livres. O livre arbítrio, que quer dizer o juízo livre, é a capacidade de escolha pela vontade humana entre o bem e o mal, entre o certo e o errado, conscientemente conhecidos.

Para os escolásticos, esse termo toma um sentido bem claro. É a capacidade do ser espiritual para tomar, por si mesmo (sem determinações de qualquer espécie), uma direção ante valores limitados conhecidos, para escolher ou não escolher um desses valores ou valores julgados limitados. Só há liberdade onde há apreensão de valor como real, mas dotado de limites. Onde, porém, o valor é absoluto, é natural que a vontade a ele se dirija por impulso natural, revelando uma aspiração necessária desse bem. O livre arbítrio não quer dizer, de modo algum, que é um querer sem causa, como pretendem interpretar alguns deterministas, que se opõem a sua aceitação. Liberdade de vontade não é ausência de causa, nem afirma que sempre o homem atua livremente, pois são muitas e em maior número as vezes em que não atua livremente. O livre arbítrio fundamenta-se na capacidade axiológica do ser humano em poder fazer apreciações das coisas, por meio de comparação com valores tomados como perfeições.

Essa capacidade humana permite apreciar os valores das diversas possibilidades do seu atuar, e daí ser o homem o que responde pelo porquê do seu ato (responsabilidade), pois se fizer ou não fizer, então qualquer das duas atitudes, tomadas em si, não perturbam a ordem da causação universal. O livre arbítrio é, assim, eminentemente ético, e gira também na esfera dessa disciplina. A liberdade humana marca a dignidade ética do homem. Pode-se, em muitos casos, prever, com certa segurança, quais as atitudes que um homem determinado, desde que conhecida a sua formação moral, tomará em face de certas circunstâncias. Compreende-se que, em tais casos, há um imperativo categórico,[4] que é aceito, e serve de norma para a atuação de um indivíduo eticamente bem formado. A liberdade humana não pode ser negada, porque se realmente nunca fosse o homem livre, jamais lhe surgiria a ideia da liberdade. Por

---

[3] Santos MF. Editora Matese, 1966. 1 volume, pg 149.

[4] Conceito desenvolvido por Emanuel Kant.

não poder explicar a liberdade, dentro da matéria ou no atuar da matéria, tem ela servido de argumento em favor da espiritualidade do homem e também tem sido tal fato a razão porque os inimigos da espiritualidade humana, mais dia ou menos dia, terminam por negar a liberdade e atraiçoá-la.

A liberdade da vontade não ofende o princípio de causalidade, nem ao de razão suficiente, porque o ato livre tem a sua causa na vontade e nela a razão de seu atuar. Os defensores da liberdade do arbítrio humano, em geral chamados indevidamente indeterministas, têm juntado razões em favor de sua posição, não havendo unidade entre eles.

Toda escolha pressupõe uma responsabilidade. Se a decisão é compartilhar decisões, existe um pressuposto de que a responsabilidade também será compartilhada. Será?

Tome-se como exemplo um cirurgião que se depara com um paciente apresentando quadro clínico complexo. Ele pode propor uma discussão de caso com outros médicos, que emitirão suas opiniões sobre a indicação ou não de realizar a cirurgia e qual seria o melhor acesso, a melhor técnica e assim por diante. Ao final da reunião, o cirurgião poderá acatar ou não as condutas sugeridas pelo grupo. Se na discussão foi estabelecida uma conduta em consenso, o médico assistente com certeza estará mais seguro para seguir em frente e executar o que foi conversado, mesmo ciente de todos os riscos existentes. Por outro lado, se não houve consenso, ao assumir uma conduta própria, individual, o resultado, para o bem ou para o mal, não terá o respaldo desse grupo. Vale lembrar que nas duas alternativas, a responsabilidade final do procedimento será exclusivamente do médico responsável e seu respectivo registro profissional. Portanto, exercer o livre arbítrio sempre traz consequências e responsabilidades!

No caso descrito acima, a tomada de decisão envolve, de forma simplista, um médico e um paciente. Na gestão de serviços de saúde, sejam públicos ou privados, a tomada de decisão trará consequências não só para uma pessoa, mas para uma organização inteira e demais partes interessadas.

O processo de tomada de decisões correto, ético, integro e transparente pode direcionar e redirecionar estratégias para o sucesso da gestão e viabilizar a entrega de valor público.[5]

Com o avanço da neurociência nos últimos tempos, alguns experimentos feitos por neuro cientistas têm ajudado a lançar luzes em questões tradicionais da filosofia como altruísmo, generosidade e moralidade. Também foi levantada a hipótese de que a neurociência provaria que o livre arbítrio é uma ilusão. Um dos experimentos que corroboraria esta hipótese está discutido no artigo *"Unconscious determinant of free decisions in the human brain"* assinado por um grupo de neurocientistas liderados por C. Soon e H. Heinze.[6] Com o uso de técnicas de FMRI (*functional magnetic ressonance imaging*) para observar o cérebro humano, muitas das perguntas historicamente discutidas prioritariamente pela filosofia podem começar a ser respondidas pela neurociência e estas respostas, apontam alguns autores, estaria pendendo para o lado da constatação de que o livre arbítrio é uma ilusão.[7] À medida que a neurociência vai descobrindo os mecanismos que regulam as escolhas e o comportamento social, não se pode

---

[5] https://www.migalhas.com.br/coluna/governan%C3%A7a-uma-boa-pratica/350617/governanca-e-o-processo-de-tomada-de-decisao.

[6] Publicado na revista Nature, em 2008.

[7] Harris S. Free Wil, Resenha por Gabriel Garmendia da Trindade Griot: Revista de Filosofia, Amargosa, Bahia, Brasil, v.12, n.2, dezembro/2015/www.ufrb.edu.br/griot.

deixar de perguntar se alguém verdadeiramente escolhe qualquer coisa (Churchland, 2011).[8] Já Adina Roskies observa também que recentes desenvolvimentos em neurociência levantam questão sobre se o entendimento de como o cérebro gera comportamentos iria destruir a visão sobre livre arbítrio e sobre responsabilidade moral.[9]

Existe um grupo de pesquisadores vinculados ao Instituto Max Planck que se propõem a contribuir, por meio de experimentos, para a discussão sobre se, afinal, as pessoas são ou não livres. Soon diz que "a impressão que nós somos capazes de escolher livremente entre possíveis cursos de ação é fundamental para nossa vida mental. Entretanto tem sido sugerido que esta experiência subjetiva da liberdade não é mais do que uma ilusão e nossas ações são iniciadas por processos mentais inconscientes muito antes de que nos tornemos conscientes de nossa intenção de agir".

Em outro artigo, "a demonstração direta que a atividade cerebral prediz o resultado das decisões antes que elas atinjam a consciência tem o poder persuasivo adicional de convencer as pessoas que elas são mais previsíveis do que elas pensam ser".

Bode, em 2011[10] afirma que "como humanos temos a habilidade de escolher conscientemente nossas ações assim como o tempo de praticá-las. Tem sido postulado, entretanto, que esta experiência subjetiva da liberdade pode ser apenas uma ilusão, e que mesmo nossos objetivos e motivações podem operar fora de nossa consciência".

A vontade consciente tem alguma função?

O ato livre voluntário parece começar inconscientemente no cérebro, bem antes de a pessoa ter consciência de que deseja agir. Existe, então, algum papel para a vontade consciente na realização de um ato voluntário?

Em estudo realizado por Libet[11] foi evidenciado que existe a possibilidade de interromper ou vetar o movimento final. A vontade consciente está potencialmente disponível para afetar o resultado do progresso final do processo volitivo, de modo que nenhuma ação muscular real ocorra. Portanto, a vontade consciente pode bloquear ou vetar o processo, para que nenhum ato ocorra.

Porém, existe um "ponto sem volta", 200 milissegundos antes do início do movimento, em que não é possível voltar atrás da decisão tomada.[12]

---

[8] Churchland P. AJOB Neuroscience, 2(3): 1-2, 2011 Copyright Taylor & Francis Group, LLC ISSN: 2150-7740 print/2150-7759 online DOI: 10.1080/21507740.2011.588905.

[9] Adina L. Roskies, The Neuroscience of Free Will, 15 U. ST. THOMAS J.L. & PUB. POL'Y 162 (2021). Available at: https://ir.stthomas.edu/ustjlpp/vol15/iss1/3.

[10] Bode S, He AH, Soon CS, Trampel R, Turner R, et al. (2011) Tracking the Unconscious Generation of Free Decisions Using Ultra-High Field fMRI. PLOS ONE 6(6): e21612. https://doi.org/10.1371/journal.pone.0021612.

[11] Libet, Benjamin (ed). Freeman, Anthony (ed). Sutherland, Keith (ed). The volitional brain: towards a neuroscience of free will. Thorverton, Imprint Academic, 1999. xxii, 298 p.. Journal of consciousness studies. Benjamin Libet, Unconscious Cerebral Initiative and the Role of Conscious Will in Voluntary Action, 8 BEHAV. & BRAIN SCI. 529, 538–539 (1985).

[12] Charité - Universitätsmedizin Berlin. (2016, January 4). The brain-computer duel: Do we have free will? Researchers test mechanisms involved in decision-making. ScienceDaily. Retrieved July 12, 2022 from www.sciencedaily.com/releases/2016/01/160104130826.html.

Independentemente de se acreditar ou não na existência da livre escolha pelo indivíduo, tem-se que ter em mente que existe uma política de consequências para os atos, sejam elas morais, econômicas, éticas, etc. Essas questões legais são abordadas no Código Civil Brasileiro, de 2002.

Portanto, do ponto de vista legal, tudo se resume à obrigação de responsabilidade por ato ilícito. Se qualquer pessoa tomar uma decisão e praticar um ato ilícito, fica responsável pelo dano causado. Porém, se houver urgência para evitar algo maior, mesmo que cause dano, o ato deixa de ser ilícito. Então, se pelo livre arbítrio houver a avaliação de que a prática de um ato evitará um dano maior, esse é um excludente de culpa e de obrigação de reparar o dano.

Veja-se em seguida como os voluntários do CQH se posicionam frente aos valores do Programa e dos seus próprios. Evidente que os participantes do Programa têm um cabedal de valores formado ao longo de suas vidas. Ao entrarem em contato com o Programa, se esses valores estiverem alinhados aos valores do CQH, com certeza será muito mais fácil e satisfatório desenvolver as atividades existentes no Programa.

Um dos pilares do Programa são os valores a serem seguidos por aqueles que decidem participar, sejam eles os hospitais ou os profissionais que contribuem para o crescimento do CQH.

Para participar deste programa é fundamental que haja uma decisão voluntária de praticar os valores pré-definidos em todas as atividades do CQH. Se isso não acontecer, os profissionais não conseguem sustentar seu trabalho por muito tempo. Exemplificando:

- **Ética:** para participar do Programa CQH é necessário que a integridade e honestidade moral e intelectual estejam presentes, incorporando os valores das entidades mantenedoras e o respeito à legislação vigente sob todos os aspectos.
- **Autonomia técnica:** ao se decidir por este valor, fica claro que não são aceitos selos "politicamente corretos" ou influenciados por parceiros ou pelas entidades mantenedoras do Programa. Todos sempre souberam que o CQH busca tecnicamente o que há de bom para melhorar os processos da gestão dos hospitais de forma independente. Qualquer tentativa de ingerência nesse valor é discutida pelo núcleo técnico, mas o norte nas discussões sempre foi muito claro!
- **Simplicidade:** toda a metodologia do CQH procura encontrar a forma mais simples de transmitir conceitos que poderão ajudar os hospitais na sua busca pela qualidade em gestão. Como exemplo, ao se elaborar a primeira versão dos indicadores do Núcleo de Apoio à Gestão Hospitalar (NAGEH)[13] de Enfermagem, uma das preocupações do grupo era que todos os hospitais participantes do grupo de benchmarking pudessem coletar dados, tabular e utilizar os resultados obtidos sem precisarem de sistemas informatizados complexos. Este princípio, se não fosse cumprido, com certeza afastaria um grande número de hospitais que não poderiam participar do grupo por não terem esses recursos!
- **Voluntariado:** entende-se que só haja mudanças se o hospital ou o profissional participante do Programa sejam voluntários. Exemplo: se uma avaliação da gestão

---

[13] Grupos de discussão específicos para alguns aspectos da gestão hospitalar, no caso, ligado aos serviços de Enfermagem. Na prática se constituem em verdadeiros grupos de *benchmarking*, que servem para os hospitais participantes do CQH compararem seus indicadores.

do hospital está vinculada a uma remuneração do próprio, como garantir uma isenção na avaliação do mesmo? Ao responder a um quesito, entre o sim e o não poderá existir um "talvez", que comprometerá toda a capacidade técnica da equipe e da credibilidade do Programa. Se o participante do Programa espera um reconhecimento financeiro por suas atividades, ele tem a liberdade de decidir não trabalhar no CQH. Mas se resolver ficar, sabe que as regras são essas e que os ganhos são de outra ordem: conhecimento, relacionamentos profissionais, desenvolvimento de competências, entre outros.

- **Confidencialidade:** para todos que se interessam por participar das atividades do Programa sempre foi deixado claro que as informações a respeito das visitas, dos indicadores, das reuniões de consenso seriam confidenciais. Um visitador não poderia comentar em hipótese alguma sobre o hospital visitado com outras pessoas além da própria equipe visitadora ou do núcleo técnico. Não poderia ser contratado pelo hospital visitado por um período mínimo de dois anos a partir da visita e somente poderia compartilhar seu conhecimento de forma agregada, sem permitir que fosse identificada a organização visitada! Portanto, se a pessoa tivesse intenção de se candidatar a uma vaga numa organização visitada, poderia declarar conflito de interesse e não se envolver em nenhuma atividade que dissesse respeito à mesma. Fica claro que ao escolher, por livre escolha, visitar um determinado hospital, o visitador estaria sujeito a todos os desdobramentos vinculados ao valor confidencialidade.

- **Enfoque educativo:** as visitas aos hospitais realizadas por equipe multiprofissional (com, no mínimo, um médico, enfermeiro e administrador), apresentam sempre um enfoque educativo. Todos sabem que nessas visitas não faz sentido nenhuma punição se o quesito não estiver de acordo com o roteiro de visitas. A equipe do CQH realiza a visita a um hospital que almeje o selo de conformidade sempre com o intuito de ensinar ao hospital, que recebe a equipe visitadora, como é possível melhorar em tal e qual quesito. Não faz sentido "punir" o hospital por não estar em conformidade. Pelo contrário, a ideia é sempre orientar o que pode ser feito a respeito, por intermédio de relatórios ou mesmo alguns comentários durante a avaliação. Os cursos oferecidos pelo Programa estão alinhados com este valor, de como melhorar e não punitivo de como se livrar de uma baixa pontuação.

Agora imaginem se um visitador, utilizando sua livre escolha, não compartilhar desse valor, pois acha que a punição seja uma forma de melhorar um processo, este profissional não poderá fazer parte dessa visita, pois poderá comprometer todo o propósito do Programa! Nada impede que ele continue com seus princípios de caráter punitivo, mas está claro que este valor não é compatível com o Programa! Melhor se afastar e não participar do mesmo!

Independentemente das teorias e experimentos sobre o tema, é importante destacar que é possível poder escolher. O livre arbítrio conduz as escolhas das pessoas a um ponto em que elas se tornam melhores e mais éticas, mas vale lembrar que isso tudo envolve a responsabilidade do enfrentamento. É mais fácil seguir o que é escolhido pelos demais do que enfrentar, seguir, explicitar o que se quer. O fato de se fazer uma escolha em seguir os valores do CQH, reforça a importância deste fio condutor do Programa e permite que o mesmo seja aperfeiçoado, com uma proposta de melhoria contínua, sem que a essência seja perdida ao longo dos anos.

Gestão e Astrologia

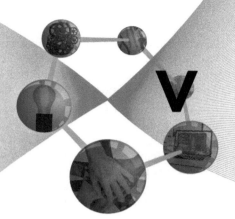

V

Ricardo José de Almeida Leme

O CQH é um Programa disruptivo que opera dentro do paradigma aprender a aprender. Trata-se de um sistema de gestão inteligente que visa o crescimento mútuo entre o programa e a instituição servida por ele. Entende que um indivíduo ou empresa atingem seu mais alto grau de desenvolvimento ao se reconhecerem como parte de um processo cósmico ou de uma transformação humana total. A partir desse entendimento se faz possível recompor, na melhor possibilidade, o fluxo[1] de funcionamento das instituições visitadas e parceiras.

Como em todo movimento construtivista verdadeiro, existe o entendimento que análises qualitativas complementam as quantitativas e podem inaugurar novas formas de desenvolvimento dinâmico institucional. Dessa percepção surge a astrologia como possibilidade de complementação analítica.

A Astrologia é a mais antiga tipologia da humanidade e, portanto, a mais antiga teoria dos fenômenos da constituição física, psíquica e espiritual do ser humano. O momento no qual um processo se inicia é o momento do nascimento e, a estrutura da situação cósmica do mesmo reflete a totalidade e a estrutura dos potenciais da evolução que se inicia. A astrologia complementa o aspecto biológico da vida e oferece um referencial de sentido (qualidade) para aquela determinada existência. O tema natal ou o momento em que uma instituição é inaugurada também marca a expressão de uma teia de forças dinâmicas que sugere uma estrutura ou modo funcional do desenvolvimento. Trata-se de um campo de tendências que preserva a liberdade dos envolvidos (o livre arbítrio), apesar de apontar caminhos mais efetivos para um resultado excelente.

A astrologia sintetiza e integra opostos, visto existirem seis eixos compostos por signos em suas extremidades. Como a dinâmica psíquica e simbólica dos seres podem ser sobrepostas no tema natal, observa-se que toda leitura elucidativa é um processo de psicossíntese, um

---

[1] Sobre fluxo, ver Capítulo VI.

convite a integrar questões que se mostram fragmentadas ou não na vida da pessoa ou instituição em estudo. É um princípio organizador, na medida em que permite perceber a relação entre escolhas passadas e os traços atávicos de caráter subjacentes a processos de adoecimento e ou de falta de sentido existencial.

A astrologia se baseia na sincronicidade, um fenômeno de coincidência de sentidos ou paralelismos causais. Dois ou mais acontecimentos não ligados um ao outro, porém com significado igual ou semelhante. O foco encontra-se na simultaneidade dos fenômenos que se ligam pela semelhança de seu significado, mas não por uma relação de causalidade. Sua prática correlaciona analogicamente a geometria celeste com os mitos das tradições greco-romanas e com as relações profissionais e interpessoais em um determinado ambiente. Resumindo, é uma forma simbólica de análise biográfica pessoal, grupal ou institucional.

Nesse projeto foram estudados os perfis das pessoas ligadas do CQH e notado como o aspecto voluntário sob a perspectiva astrológica está invariavelmente presente nos temas natais dos participantes do projeto. Um próximo passo a se considerar é se a inauguração (nascimento) de instituições hospitalares guarda alguma relação sincrônica com as questões observadas em seus funcionamentos e fundamentos. Um trabalho interessante não apenas sobre o método, senão também na mudança de mentalidade, que comumente se mostra impermeável a pensares de outra ordem, que não negam a lógica e a razão, mas que desafiam o método científico convencional.

Existem especialistas e gestores de empresas que adotam práticas integrativas em seus métodos. Dentre estas, as mais comumente utilizadas são a grafologia e a astrologia. Essas práticas alternativas são usadas como complemento das práticas convencionais e, portanto, não as substituem, senão acrescentam um olhar qualitativo ao processo de gestão.

Uma das áreas em que a astrologia é considerada, diz respeito à seleção de pessoal, no sentido de identificar perfis adequados para determinadas funções da empresa e mesmo como critério de desempate entre candidatos com currículos equivalentes.[2,3]

Geralmente a decisão pela utilização de métodos dessa natureza parte da cúpula das empresas, seja com o intuito de implementar mudanças na cultura organizacional, equacionar momentos de crise ou mesmo harmonizar equipes de trabalho. É comum profissionais de recursos humanos oferecerem resistência ao uso dessas práticas alegando não haver comprovação científica para as mesmas, mas são os valores e crenças dos fundadores da organização que se fazem valer nesses casos.

Assim como as pessoas, todas as empresas têm o que na linguagem "junguiana" é conhecido como sombra. Existe um conceito conhecido como iceberg organizacional, onde se define uma parte visível da empresa que se contrapõe a outra parte que não se apresenta em primeiro plano, ou invisível. Assim como a parte visível se compõe dos objetivos, tecnologia, recursos e estrutura, a parte invisível é composta pelos sentimentos, atitudes e conflitos das

---

[2] Vieira EH. Práticas alternativas em gestão de pessoas: astrologia, *feng shui*, grafologia, numerologia, radiestesia, *shiatsu*. Metafísica ou novas abordagens em administração. Tese Doutorado em Administração de Empresas - FEA USP, 2005.

[3] Araponga JCH. Gestão, liderança e influência astrológica: uma análise no segmento de serviços na região metropolitana de Salvador (RMS). Monografia para Bacharelado em Administração com Gestão da Informação. Curso de Administração da Faculdade UNIME, 2010.

pessoas envolvidas no trabalho do grupo. É importante que esses aspectos sejam cuidados para que a organização se mantenha saudável.

A consciência coletiva de uma organização, composta por pessoas, tende a ser maior que a soma de cada individualidade, de forma que a sombra organizacional se compõe do conjunto das características incompatíveis com a imagem e identidade desejadas pela organização.

Esforços para afastar ou eliminar essa sombra podem prejudicar o clima organizacional e levar ao absenteísmo e a redução na lucratividade. Conforme Ziemer,[4] quanto maior o nível de consciência da empresa em relação a seus aspectos rejeitados, maior a distância entre o discurso e a prática, entre aquilo que se deseja e aquilo que se realiza.

Segundo Morgan,[5] da mesma forma que o inconsciente procura manter uma unidade com o ego, também a face invisível da organização deseja ser reconhecida e valorizada.

A análise psicodinâmica organizacional de Dejours e os estudos de Jung sobre a sincronicidade, o inconsciente coletivo e os arquétipos abrem perspectivas para a utilização de ferramentas alternativas na gestão empresarial de pessoas.

Quanto mais tempo se vive no interior de uma determinada cultura, menos se questionam seus pressupostos e cada vez mais fortemente eles exercem influência. Por isso, quando um pesquisador pertence à mesma cultura mãe da organização que está sendo estudada, terá dificuldades em encontrar formas distintas de perceber, pensar e agir, pois pertence ao mesmo paradigma cultural.

Quando uma cultura é favorável a testar formas alternativas de gestão, demonstra a capacidade de aprender com novas práticas, por outro lado, quando os valores são incompatíveis e a cultura inflexível e convicta de seus valores, dificilmente aceitará sequer testar novos recursos, especialmente alternativos ao modelo vigente.

Na visão holística, o aspecto espiritual é tão importante quanto as dimensões social, racional e emocional. Segundo Catanante,[6] espiritualidade é: "fazer com excelência, cumprindo a missão voltada à própria motivação de ser a diferença no mundo, muito mais que buscar por recompensas imediatas ou pela aprovação dos outros. A espiritualidade é um valor que precisa ser compreendido em toda organização, a começar pela alta direção".

Ferramentas alternativas, como a astrologia, são concebidas a partir da compreensão de uma dimensão holística. O entendimento de que o homem é um ser total e indissolúvel e que uma parte contém em si os elementos do todo, são fundamentais para o entendimento das razões pelas quais a dimensão espiritual deve ser incluída no contexto organizacional.

---

[4] Ziemer R. Mitos organizacionais: o poder invisível na vida das empresas. São Paulo: Atlas, 1996.
[5] Morgan G. Imagens da organização. São Paulo: Atlas, 1996.
[6] Catanante B. Espiritualidade no trabalho. Manual de gestão de pessoas e equipes. In: Boog G, Boog M (coord.). São Paulo: Gente, 2002.

Gestão e Psicologia

VI

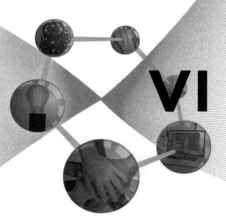

*Regina Sotto Maior
Haino Burmester*

O local de trabalho tem papel importante para a cognição das pessoas, uma vez que precisa oferecer condições para que elas se sintam reconhecidas e desafiadas. Nem sempre as pessoas estão plenamente satisfeitas e motivadas nas tarefas que executam,[1] independentemente do tipo de organização onde atuem. Relações laborais saudáveis e gerenciamento adequado da vida no trabalho geram um ciclo virtuoso de melhoria, uma vez que o trabalho pode melhorar as pessoas e o mundo.[2]

Além da preocupação em alcançar resultados, muitas organizações consideram importante que sua força de trabalho esteja motivada e vivencie momentos agradáveis durante sua jornada de trabalho. Para estas organizações, os humanos são recursos valiosos como fonte de vantagem competitiva.[3]

A teoria da administração está repleta de escolas e tendências que, ao longo da história, procuram explicar, sob o olhar de psicólogos, como e porque as pessoas se comportam da maneira como se comportam no exercício de suas atividades laborais. Neste ambiente é de se notar que nele se rivalizam psicólogos e sociólogos, procurando, cada qual explicar a melhor maneira de se dispor das pessoas, nos seus trabalhos, para alcançarem suas plenas realizações. Este capítulo apresenta, a partir de agora, vários desenvolvimentos verificados em ambas as áreas.

Tudo começou com a escola de administração científica, também chamada de escola clássica que, no começo do século XX, se baseava no modelo simplista do *homo economicus*,

---

[1] Csikszentmihalyi M. Gestão Qualificada: a conexão entre felicidade e negócio. Tradução de Raul Rubenich. Porto Alegre: Bookman, 2004.
[2] Maslow A. Maslow no gerenciamento. Rio de Janeiro: Qualitymark Editora, 2001.
[3] Legge K. *Human resource management: rhetorics and realities*. London: Macmillan, 1995.

para quem as ações de comando e controle eram suficientes para se conseguir o máximo de produtividade, sem se importar com conceitos de satisfação e felicidade.

Em oposição à escola clássica, encontra-se a de relações humanas, onde evoluiu-se para uma nova tendência, chamada de behaviorismo. Embora o behaviorismo compartilhe da maioria das ideias de relações humanas, não aceita sua concepção de que a satisfação do trabalhador levava, por si só, à eficácia e à eficiência. O behaviorismo, embora preocupado com o aspecto racional do comportamento humano, não aceita o modelo do *homo economicus*. Nesta sua formulação, também não aceita a posição da escola de relações humanas que, não apenas introduz o elemento humano com sentimentos e motivações, mas vai além, dando especial atenção à característica humana de adaptabilidade. Para os behavioristas, os seres humanos se comportam racionalmente apenas com relação a um conjunto de dados característicos de determinada situação. Esses dados compreendem o conhecimento de eventos futuros ou das distribuições de probabilidades relativas a eles, o conhecimento de alternativas de ação disponíveis e o conhecimento das consequências dessas alternativas, conhecimento esse que pode ser mais ou menos completo, além de regras ou princípios segundo os quais o indivíduo estabelece uma ordem de preferência para as consequências ou alternativas.

Por outro lado, os teóricos também foram buscar inspiração fora da ciência administrativa, recorrendo à biologia para encontrar correlação com a ecologia que estuda os seres vivos em relação com o ambiente, nele entendido também o laboral. A biosfera é a maior unidade ecológica, que abrange todos os ambientes habitados pelos seres vivos e que pode ser dividida em subunidades ecológicas menores, os ecossistemas. Nos ecossistemas existe um equilíbrio entre os organismos, entre eles os seres humanos e o ambiente e qualquer modificação que altere esse equilíbrio modifica o ecossistema alterando, portanto, os comportamentos dentro dos subsistemas. A partir daí estudam o comportamento dos trabalhadores dentro de seus ecossistemas de trabalho.

A abordagem sociotécnica, por seu lado, é uma corrente baseada na teoria de sistemas que considera as organizações como conjuntos integrados de um subsistema social (pessoas) e um subsistema técnico (tecnologias, máquinas, equipamentos entre outros elementos). Desenvolvida pelo *Tavistock Institute*, de Londres, primeiramente para treinamento de líderes para o esforço do Reino Unido, durante a segunda guerra mundial, após o fim do conflito passou a ser aplicado por diversas organizações também em tempo de paz.

Segundo a abordagem sociotécnica, toda organização consiste em uma combinação administrada de tecnologia e de pessoas, de tal forma que ambos os lados se acham em inter-relação recíproca. Além de ser considerada como um sistema aberto em interação com seu ambiente, a organização também é abordada como um estruturado sistema sociotécnico. Segundo este sistema, as organizações têm uma dupla função:

- **Técnica:** que está relacionada com a coordenação do trabalho e execução das tarefas com a ajuda da tecnologia disponível;
- **Social:** que se refere aos meios de relacionar as pessoas umas com as outras, para fazê-las trabalharem juntas.

É a tecnologia que determina o tipo de características humanas necessárias à empresa. Tanto os conhecimentos como a experiência anterior, as qualificações pessoais, as habilidades e destrezas são aspectos que dependem da tecnologia usada pela empresa. O sistema técnico é o responsável pelo potencial de eficiência da empresa.

Para operar o sistema técnico, as empresas precisam de um sistema social formado de pessoas que se relacionam e interagem. Ambos não podem ser vistos isoladamente, mas no contexto todo da empresa. Qualquer mudança em um causará impacto no outro.

O sistema sociotécnico é formado por três subsistemas principais dos quais aqui se destaca o sistema social ou humano que é relacionado com a cultura organizacional, com os valores e as normas e com a satisfação das necessidades pessoais.

Abraham Maslow, psicólogo norte americano falecido em 1970, é bastante conhecido por suas contribuições à Administração e à Psicologia Organizacional. Ele é o criador da chamada Pirâmide de Maslow, que organiza de forma hierárquica as necessidades humanas. Ela consta de cinco níveis, sendo que na base da pirâmide estão as necessidades mais urgentes, relacionadas com o nível fisiológico (comida, agua, abrigo e sono). Já no topo, estão aquelas ligadas com realizações pessoais (criatividade, talento e desenvolvimento pessoal). Entre estes dois extremos estão as necessidades relacionadas com a segurança (da família, do corpo e da propriedade), as sociais (amor, amizade, família e comunidade) e a estima (reconhecimento, status e autoestima). Segundo esta teoria das necessidades humanas as empresas deveriam contribuir, criando condições para que as pessoas que nelas trabalhassem tivessem estas necessidades satisfeitas.

Mais recentemente, pesquisas cognitivas no campo da Psicologia Social são aplicadas na área de Administração, relacionando motivação, satisfação, experiências de fluxo (*flow*) e autoestima às teorias organizacionais.[4,5,6,7] Os resultados contribuem tanto para o autoconhecimento das pessoas quanto para a organização, que passa a conhecer melhor sua força laboral.

Preocupado com a criatividade, motivação e os processos de aquisição de conhecimento, Mihaly Csikszentmihalyi, na década dos anos de 1970, inspirado em alguns achados de Maslow, lançou as bases para desenvolver a Teoria do Fluxo (*Flow*). Ele procurou entender em quais ambientes e em que condições os indivíduos sentem-se realmente felizes. Ao entrevistar algumas pessoas de diferentes campos de atuação constatou que, em seus trabalhos regulares, por mais complexos que fossem, elas não faziam grande esforço e tinham uma sensação espontânea como se fora um êxtase. Ao observar esse processo como um fluir espontâneo, Csikszentmihalyi chamou-o de "fluxo", experiência ideal ou ótima. Tal processo pode ser resumido como uma experiência máxima, um estado de satisfação e aprofundamento ao realizar determinada ação, que ocorre a partir de um conjunto de oito condições: metas claras, feedback imediato, equilíbrio entre capacidades e desafios, concentração profunda, controle sobre si mesmo e sobre a tarefa, noção de tempo alterada, fusão ação-consciência e envolvimento na tarefa. Nos relatos de alguns voluntários do CQH, captados na pesquisa

---

[4] Chang LC. *Relationship among demographic variables, flow experience, leisure satisfaction and life satisfaction of elder adults in nursing.* Dissertação de mestrado. National Dong Hwa University: Hualien, Taiwan, 2003.

[5] Trevisan JG. Como diferentes níveis de autonomia no trabalho influenciam no atingimento de estados de FLOW. Trabalho de conclusão de Graduação. Porto Alegre: UFRGS, Escola de Administração. 2015.

[6] Ceja L, Navarro J. *Dynamic patterns of flow in the workplace: characterizing withinindividual variability using a complexity science approach.* In: Journal of Organizational Behavior, vol. 32, p. 627-51, 2011.

[7] Costa SG. Repensando um programa de demissões voluntárias: proposta de um modelo de redução de quadro, baseado na identificação precoce e no desenvolvimento de talentos. 2001. Tese (Doutorado em Administração) - Programa de Pós-Graduação em Administração, Escola de Administração, Universidade Federal do Rio Grande do Sul, Porto Alegre, 2001.

apresentada no Capítulo VII, pode-se inferir que eles chegaram à fusão-consciência e envolvimento com a tarefa.

Apesar que nem todos consigam chegar ao estado de fluxo, constata-se que, para cada indivíduo, a experiência acontece quando se está fazendo o que realmente se gosta e principalmente quando se encontra o equilíbrio entre grandes desafios e grandes habilidades. Pode-se atingir esse estado ótimo de motivação intrínseca em atividades artísticas, musicais, culturais, sociais, ou até mesmo no trabalho, se esse liberar o fluxo no indivíduo. Em pesquisa realizada em 1989, Csikszentmihalyi constatou que a maioria das experiências de fluxo são relatadas quando se trabalha, mais do que nos momentos de ócio. De acordo com os resultados, os indivíduos que se apresentaram mais motivados ao alcançar o fluxo relataram experiências mais positivas no trabalho. As pessoas podem alcançar motivação e felicidade por meio da autorrealização, de um trabalho importante, que tenha valor, ou seja, que realmente valha a pena.[8],[9]

Todo sistema que busca se garantir a qualquer custo de forma monocrática, representa um antifluxo, refluxo ou um não fluxo que são incompatíveis com a vida. Isso também pode ser considerado em relação aos processos de formação de grupos e de lideranças. Não se pode negar, mesmo sem um posicionamento contrário ao monoteísmo, que sistemas dessa natureza ressoam com o pensamento monoteísta.

Em seu livro "Criando uma *organização dirigida por valores*", Richard Barrett[10] defende que as organizações mais bem-sucedidas são aquelas orientadas por valores. Para ele, a chave do sucesso, seja em termos de satisfação das pessoas que trabalham em uma empresa ou dos seus clientes, começa com os valores da organização. Quando se fala de valores, se está falando de princípios, ideias ou crenças que as pessoas mantêm ou aderem quando tomam decisões.

As pessoas expressam seus valores por meio do seu comportamento pessoal; as organizações expressam seus valores por meio de seus comportamentos culturais. Valores existem em todos os locais de trabalho e a cultura de uma organização é a manifestação externa dos valores que existem no ambiente de trabalho da empresa. Quando há falta de alinhamento entre os valores da cultura da organização e os valores pessoais das pessoas que nela trabalham, o resultado é baixa performance, provocando impacto no desempenho financeiro ou até na capacidade de a empresa oferecer serviços de qualidade. Por outro lado, quando os valores da organização estão alinhados com os valores das pessoas que nela trabalham, o resultado é boa performance, maior engajamento da equipe e uma busca pela excelência dos produtos e serviços.

Nas organizações dirigidas por valores, as necessidades das pessoas que nelas trabalham são a chave para criar alta performance. Quando se ajudam os profissionais a satisfazerem suas necessidades, eles respondem com engajamento e se comprometem com a organização, trazendo sua criatividade para o trabalho. A organização regida por valores é capaz de atrair e reter talentos. Isso dá à elas vantagem competitiva. O alinhamento de valores também constrói uma marca forte. Os valores da marca e os valores da empresa são dois lados de uma mesma moeda. As marcas do mercado mais fortes são sempre aquelas com culturas internas fortes. O

---

[8] Maslow A. Maslow no gerenciamento. Rio de Janeiro: Qualitymark Ed., 2001.

[9] Csikszentmihalyi M. Gestão Qualificada: a conexão entre felicidade e negócio. Tradução de Raul Rubenich. Porto Alegre: Bookman, 2004.

[10] Barrett R. "Criando uma Organização Dirigida por Valores: Liberando o potencial humano para a performance e a lucratividade". São Paulo: Alta Books, 2009.

CQH, sendo uma marca forte, desenvolveu esta condição baseado nos seus valores e na sua cultura desenvolvida a partir deles.

Daniel Goleman descreve a inteligência emocional como a capacidade de uma pessoa gerenciar seus sentimentos, de modo que eles sejam expressos de maneira apropriada e eficaz. Segundo o psicólogo, o controle das emoções é essencial para o desenvolvimento da inteligência de um indivíduo. Para Goleman, a inteligência emocional é responsável pelo sucesso ou insucesso de um indivíduo, pois a capacidade de identificar seus próprios sentimentos e o dos outros motiva as pessoas a gerir com assertividade as emoções dentro de si e nas relações interpessoais. De acordo com Goleman, são cinco os pilares determinantes para se ter êxito no trabalho: conhecer as próprias emoções; controlar as emoções; empatia; relacionar-se interpessoalmente; automotivação. É importante notar o pilar da automotivação, pois, frequentemente, se diz que ninguém motiva ninguém no ambiente de trabalho. O que sim cabe aos líderes é criar condições, no ambiente de trabalho, para que a automotivação, que existe dentro de todas as pessoas, possa aflorar. Para isso a inteligência emocional deve inspirar as pessoas a apoiarem e confiarem nos líderes. Líderes que não sejam tóxicos, porque a inteligência emocional não consegue se sobrepor a eles, podendo apenas, mostrar-lhes como lideram mal. Usar a inteligência emocional é como oferecer um guia para as pessoas, permitindo que elas se sintam mais protegidas, apoiadas e com seu bem-estar priorizado. Ao examinar perto de 200 grandes empresas globais, Goleman constatou que embora as qualidades tradicionalmente associadas à liderança, como inteligência, determinação, visão e outras, sejam essenciais para o sucesso dos líderes, elas são insuficientes. Um líder realmente eficaz distingue-se pelo seu alto grau de inteligência emocional, o que o aproximará da liderança coletiva. Goleman diz que as emoções são contagiosas.

Um psicólogo israelense radicado na américa do norte que, mesmo sendo psicólogo ganhou o Prêmio Nobel de Economia em 2002, contribuiu com a administração estudando a maneira como as pessoas tomam decisões. A partir de seus estudos, junto com Amos Tversky, propôs a Teoria da Perspectiva (ou Teoria do Prospecto) que é uma teoria da psicologia cognitiva para descrever o modo como as pessoas escolhem entre alternativas que envolvem risco, onde as probabilidades de resultados são incertas. A teoria diz que as possibilidades de perdas influenciam mais do que as chances de ganhos nas decisões.

A teoria da perspectiva acabou derivando para uma nova área de estudo, a chamada economia comportamental. Trata-se de um campo de estudo que busca entender como o comportamento humano interfere nas decisões econômicas. Esta ciência está transformando a forma como as empresas enxergam os processos decisórios. Os economistas comportamentais, entendem o comportamento econômico sob o viés das emoções e da irracionalidade humana, que sempre podem influenciar nas decisões econômicas.

Kahneman, publicou em 2011 o livro "Rápido e devagar: duas formas de pensar".[11] Nele, se propõe que existem duas formas de processamento cerebral: o sistema 1 e o sistema 2. O sistema 1 é aquele que age de forma mais rápida e movido pelas emoções, revela a influência das impressões intuitivas nas decisões. O Sistema 2 é lento, sequencial, baseado em regras e cálculos conscientes, quando é preciso tomar uma decisão que tem um impacto maior. O excesso de confiança no momento de escolhas estratégicas, a dificuldade de prever o que vai fazer as pessoas felizes no futuro e os desafios de identificar corretamente os riscos no

---

[11] Kaneman D. "Rápido e devagar: duas formas de pensar". São Paulo: Objetiva, 2012.

trabalho só podem ser compreendidos se as pessoas souberem como as duas formas de pensar moldam os julgamentos.

A teoria defende que o ser humano age de maneira irracional, mas pode ser previsível e por isso suas decisões não são, necessariamente, inconsequentes. A inteligência artificial, por exemplo, pode ser considerada como uma aplicação da previsibilidade humana. Pode-se dizer que existe algo misterioso na ação humana, mas que é previsível, bastando apenas que se tenham as ferramentas para alcançá-lo. Kaneman argumenta, à luz de sua teoria, que diante de qualquer decisão, para o ser humano o medo de perder é mais forte do que o prazer de ganhar. Para contornar este medo ele recomenda cinco atitudes: saber distinguir intuição e razão; reconhecer que os instintos não estão sempre certos; manter o otimismo; perceber influências dos sentimentos; e diferenciar resultado de percepção.

Lembrar que etimologicamente a palavra decidir, do grego *decidere* ou do latim *decisione* tem, aproximadamente, o mesmo significado de "cortar opções". Portanto, uma palavra mais apropriada para ser dita antes de qualquer tomada de decisão por consenso e feita por uma liderança compartilhada seria "inquirir", do latim *inquirere* que significa, perguntar, demandar, interrogar, indagar. Talvez a grande tarefa da liderança compartilhada seja buscar o maior número de opções possíveis para uma decisão em vez da "decisão certa". As perguntas são sempre mais uteis do que as respostas.

Passando de decisões para relacionamentos nos ambientes de trabalho e interpretados pela psicologia organizacional, deve-se lembrar que o melhor relacionamento não é aquele com pessoas perfeitas, mas aquele onde cada um aprende a conviver com os defeitos do outro. É preciso olhar dentro de si e perceber não apenas os espinhos dos outros, mas lembrar cada um de seus próprios espinhos.

Conta a lenda que durante a era glacial, os porcos-espinho morriam por causa do frio. Analisando a situação eles resolveram se juntar em grupos, para se proteger mutuamente, mas os espinhos de cada um feriam os demais. Diante disso, decidiram se afastar uns dos outros e começaram, de novo, a morrer congelados. Então tiveram que escolher: morriam todos ou aceitavam os espinhos uns dos outros. Sabiamente, decidiram ficar juntos. Aprenderam a conviver com as pequenas feridas que a relação com o próximo poderia causar, já que o mais importante era o calor do outro. E assim sobreviveram.

Esta é a essência da mensagem de Manfred F.R. Kets de Vries[12] para as organizações modernas. Nela ele procura responder à pergunta: por que um número de equipes não consegue realizar aquilo a que se propõe? Primeiro, pela crença de que os seres humanos são racionais – ou irracionais (?) conforme viu-se antes neste capítulo, ao se falar do trabalho de Daniel Kaneman. Segundo, pelo fato de muitos líderes de equipes se esquecerem daquilo que os autores liberais defendem, de levar em consideração a existência de dinâmicas sutis e inconscientes que influenciam o comportamento humano.

De Vries se baseia na fábula de Schopenhauer[13] ao discorrer sobre proximidade social. O filósofo alemão teceu uma analogia entre o desconforto vivido pelos seres humanos e pelos porcos-espinho. Já para os humanos, na necessidade simultânea de proximidade e distância se revela a razão pela qual as pessoas geralmente consideram difícil trabalhar em equipes.

---

[12] De Vries KFRM. "O Efeito Porco-Espinho: Os segredos de se construir equipes de alto desempenho".

[13] Schopenhauer A. "*Parerga e Paralipomena* - escritos filosóficos menores", 1851.

Contudo, as organizações modernas requerem tal habilidade como ficou demonstrado pelos voluntários do CQH.

Como demonstra de Vries no seu livro, os treinamentos de equipes são momentos para que as pessoas apreendam a trabalhar juntas. Na primeira parte de sua obra de Vries analisa o significado de grupos e equipes. Na parte dois, utiliza uma abordagem psicodinâmica para relatar o funcionamento de equipes, vendo: os padrões de relacionamento existentes; o modo como os grupos se desenvolvem; e o fenômeno do grupo como um todo. Na terceira parte, de Vries apresenta uma perspectiva sistêmica e aborda os desafios que os processos de mudança representam para as pessoas dentro das organizações.

Seguindo na busca por soluções oferecidas pelos psicólogos organizacionais para o sucesso das organizações do século XXI, não se pode deixar de falar sobre a empatia, este antídoto para contrabalançar o individualismo prevalente na sociedade atual. A empatia tem o poder de combater a descriminação, refletir sobre ambições desmedidas e, talvez, contribuir para melhorar o mundo. A empatia é a arte de se colocar no lugar do outro por meio da imaginação, compreendendo seus sentimentos e perspectivas e usando essa compreensão para guiar as próprias ações. Portanto, a empatia é distinta de expressões de compaixão, como piedade ou o sentimento de pesar por alguém, pois estas não envolvem a tentativa de compreender as emoções ou o ponto de vista da outra pessoa. Em "O poder da empatia: a arte de se colocar no lugar do outro para transformar o mundo",[14] o filósofo Roman Krznaric sustenta que, ao contrário do que se pensa, as pessoas não são autocentradas, uma vez que o cérebro humano está preparado para promover a conexão social. Baseado em muitas pesquisas, o autor apresenta o desenvolvimento histórico do conceito para mostrar como se pode desenvolver a empatia dentro das pessoas, ensinando também como praticá-la. O autor expõe os seis hábitos das pessoas extremamente empáticas, cujas habilidades lhes permitem conectar-se com outras de maneira extraordinária e, assim, fazer a diferença e transformar as relações. Os seis hábitos de pessoas empáticas, propostos por Krznaric, são:

- Mobilizar o cérebro empático. Mudar os modelos mentais para reconhecer que a empatia faz parte da natureza humana e pode ser desenvolvida ao longo da vida;
- Dar um salto imaginativo. Fazer esforços conscientes para colocar-se no lugar de outras pessoas, mesmo dos "inimigos", para reconhecer sua humanidade, individualidade e perspectivas;
- Buscar novas experiências. Explorar vidas e culturas diferentes por meio de imersão direta, viagem empática e cooperação social;
- Praticar a arte de conversar. Estimular a curiosidade por estranhos, a escuta ativa e livrar-se das máscaras emocionais;
- Viajar. Transportando-se para as mentes de outras pessoas com a ajuda da arte, da literatura, do cinema;
- Inspirar o progresso das outras pessoas. Gerando empatia numa escala maior para promover mudança social e estender habilidades empáticas.

---

[14] Krznaric R. "O poder da empatia: a arte de se colocar no lugar do outro para transformar o mundo". Rio de Janeiro: Zahar, 2015.

"A empatia tem a reputação de ser uma emoção vaga, agradável. Muitos a equiparam à bondade e sensibilidade emocional e à atitude afetuosa e atenciosa para com os outros". O livro de Krznaric propõe algo muito diferente. Ele diz que a empatia "é, de fato, um ideal que tem o poder tanto de transformar vidas quanto de promover profundas mudanças sociais". O autor continua dizendo que "a empatia pode gerar uma revolução. Não uma daquelas revoluções antiquadas, baseadas em novas leis, instituições ou governos",[15] mas algo muito mais radical: uma revolução das relações humanas, inclusive dentro das organizações.[16] A análise do mapa astral dos voluntários do CQH, que participaram dos grupos focais para a pesquisa relatada neste livro, indicou uma forte tendência para praticas empáticas. Pode-se, facilmente, inferir que isto ajudou o Programa na sua "revolução disruptiva".

Mudando a linha de pesquisa, a teoria de campo de Lewin diz que o comportamento do ser humano deriva de dois fatores fundamentais:

- O comportamento deriva da soma total dos fatos ocorridos e coexistentes em determinada situação e a situação total gerada é o que gera o comportamento nas pessoas;
- Esses fatos ocorrem de maneira dinâmica e interativa, onde cada fato influencia e é influenciado pelos outros, e pelo todo. Esse campo dinâmico é o conhecido campo psicológico da pessoa e é o que ajusta e modifica o modo de ver e entender as coisas ao seu redor.

Um campo é uma grandeza física associada ao espaço onde o valor mensurável da sua intensidade se designa intensidade do campo e define-se classicamente como a força por unidade de carga. O campo da teoria de campo de Lewin significa o mundo psicológico total em que a pessoa vive em determinado momento. Inclui temas e eventos do passado, presente e futuro, concretos e abstratos, imaginário e reais, todos entendidos simultaneamente em uma mesma situação. O autor diz que as pessoas vivem dentro de um campo de forças.

Os campos de força aos quais as pessoas estão respondendo ou reagindo são chamados de seus espaços vitais. O espaço vital na Teoria de Lewin abarca a própria pessoa, os objetivos que ela busca (valência positiva) ou rejeita (valência negativa), as barreiras que tolhem seus movimentos e o caminho que ela deve seguir para alcançar seus objetivos. São as forças do ambiente que levam pessoas diferentes a reagirem de maneira diferente aos mesmos estímulos. A influência dessas forças sobre a pessoa dependerá das próprias necessidades, atitudes, sentimentos e expectativas dela.

Lewin conduziu seus experimentos no estudo do comportamento de crianças, mas suas propostas se aplicam a todos os ramos da atividade humana incluindo-se a psicologia organizacional. A principal contribuição de Kurt Lewin foi postular que o indivíduo e o entorno nunca devem ser vistos como duas realidades separadas. Na prática, são duas instâncias que sempre estão interagindo entre si e que se modificam mutuamente, em tempo real. **Lewin** considera a mudança de comportamento como resultado de um conjunto de forças dentro de um **sistema**.

---

[15] Krznaric R. "O poder da empatia: a arte de se colocar no lugar do outro para transformar o mundo". Rio de Janeiro: Zahar, 2015.

[16] Ver no prefácio deste livro considerações relacionadas a este assunto.

Por fim, convenientemente para um estudo de "Como integrar esforços coletivos - para entender o ser humano na sua ação conjunta", nada melhor do que a obra de Georges Lapassade,[17] escrita entre 1963 e 1964, que é hoje um clássico para a psicologia social. Trata-se de uma pesquisa a respeito da burocracia, com referências que cobrem do final do século XIX ao início dos anos 1960.

Lapassade faz uma contribuição teórica e prática de análise institucional, com as relações instituídas e a forma de atuar sobre elas. Para ele existem três níveis de instituições: o primeiro é o grupo, a forma mais simples de ajuntamentos, mas que, ainda assim, tem características institucionais para organizar e regulamentar o aprendizado e a produção; o segundo é a organização não governamental e as empresas, entidades, que fazem a ligação entre a sociedade e o Estado; e o terceiro é o Estado que mantem com a sociedade uma relação de autoridade para regulamentar as formas de produção humana, por meio da burocracia.

Embora de forma estrita o CQH se constitua como uma organização não governamental, por suas características e desenvolvimento se prefere analisa-lo aqui, à luz de Lapassade, como um grupo, mais informal do que propriamente formal. Aprofundando-se na teoria de Lapassade, pode-se dizer que o CQH é um grupo informal de interesse.

Os grupos informais de interesse se unem porque têm interesses comuns. Suas composições, estruturas e organização estão determinadas por algumas convenções aceitas pelos membros do grupo. Estas estabelecem o contexto no qual se formam e têm lugar as relações dentro do grupo. Também podem definir as formas de trabalho, as necessidades de mão de obra e a tecnologia necessária para desenvolver a tarefa, entre outras necessidades do grupo. O sistema de normas informais é gerado socialmente e está presente entre os membros do grupo sempre e quando seja necessário. Não à toa, o CQH tem muito poucas regras escritas, como estatuto, regimentos ou outras, sendo, na maioria das vezes, gerido por normas informais.

O grupo informal de interesse geralmente surge para suprir, na visão do grupo, alguma necessidade omitida ou ignorada pelo sistema formal. Os membros destes grupos se autorregulam pela perspectiva de alguma recompensa. O tamanho do grupo é importante para a maneira como ele opera e, em última análise, para o seu desempenho. O tamanho ideal de um grupo está relacionado a alguma tarefa específica que, no caso do CQH está bem definida, mas ainda assim o tamanho varia em função de adesões de mais ou menos voluntários.

À medida que o tamanho do grupo aumenta, a participação individual de cada um de seus membros tende a diminuir. As inibições aumentam e à medida que o tamanho aumenta, um número maior de pontos de vista diferentes deve ser levado em consideração. No caso de tarefas aditivas, aquelas em que todos os membros do grupo realizam basicamente o mesmo trabalho e o produto final é a soma de todas essas contribuições, o potencial de desempenho é aumentado pelo tamanho. Quando se trata de atividades disjuntivas, em que o desempenho depende do melhor dos membros, também aumenta devido à maior probabilidade de ter bons membros, como no caso do CQH, os membros mais preparados e automotivados. No caso de tarefas aditivas e disjuntivas é possível que grandes grupos tenham um melhor desempenho, mas com um custo maior no que diz respeito à eficiência de cada um de seus membros, e o desempenho em atividades disjuntivas diminua.

---

[17] Lapassade G. "Grupos, organizações e instituições", tradução de Idalina Ferreira. Petrópolis: Editora Vozes, 2016.

Programa Compromisso com a Qualidade Hospitalar

VII

Haino Burmester

Este livro foi concebido a partir das comemorações dos trinta anos de existência do Programa Compromisso com a Qualidade Hospitalar (CQH). Para o leitor captar as nuances que este livro pretende apresentar sobre esta organização, se faz necessário uma introdução, ainda que resumida, do que seja o Programa. Portanto se apresentará a seguir um resumo do CQH.

Ele faz parte do chamado movimento da qualidade no atendimento da assistência em saúde. Ao estimular a melhoria contínua da qualidade em todos os serviços de saúde (embora tenha começado com um enfoque exclusivamente hospitalar) o CQH está preocupado com o desempenho e os resultados apresentados. Desempenhos e resultados são o que, em última análise, contam. Procedendo assim o CQH está ajudando os serviços de saúde a cumprirem suas funções sociais e seus compromissos com as comunidades servidas por eles.

É um Programa de adesão voluntária, com o objetivo de contribuir para a melhoria contínua da qualidade nos serviços de saúde estimulando a participação e a auto avaliação das organizações envolvidas. Tem um forte componente educacional que resulta no incentivo à mudança de atitudes e de comportamentos. Outro aspecto relevante do Programa é o incentivo ao trabalho coletivo, por meio de grupos multidisciplinares no aprimoramento dos processos de atendimento e consequentemente benefícios na área assistencial.

Por ser um Programa de adesão voluntária, espera-se que os hospitais se envolvam, visando ao aprimoramento de seus processos de atendimento para obter melhores resultados. O CQH não é classificatório e, deste modo, não há preocupação com a identificação dos melhores ou dos piores hospitais e não há tampouco preocupação com a classificação deles de maneira a distingui-los uns dos outros. A preocupação básica é que todos os hospitais consigam, por meio de sua vinculação ao Programa, elevar a qualidade do atendimento, seja prestado a pacientes particulares ou de hospitais do Estado; em hospitais de pequeno, médio ou grande porte; localizados na capital, no interior do estado ou em outros estados da federação (o Programa está baseado no Estado de São Paulo). A preocupação do Programa é que a pequena Santa Casa do interior possa oferecer qualidade equivalente aos hospitais dos grandes centros, na medida em que responda às necessidades da população à que presta atendimento. Nessa busca o CQH é parceiro dos hospitais. Não há preocupação em fiscalizar ou julgar os hospitais, mas sim ajudá-los a proativamente buscarem melhorar suas práticas gerenciais e assistenciais.

O CQH é também uma manifestação de responsabilidade social dos agentes com ele envolvidos. O Estado sozinho não consegue assumir todas as ações de que a sociedade necessita. É preciso que a sociedade civil organizada assuma alguns papéis onde o alcance do Estado não se faz presente. Na área da saúde cabe sim ao Estado o papel de fiscalização e regulação, já seja pela emissão de alvarás ou dos controles da Vigilância Sanitária e Epidemiológica. Mas está reservado à iniciativa privada, entre outros, o papel de estímulo às iniciativas voluntárias para melhoria da qualidade do sistema sem o viés fiscalizador e punitivo que se reserva ao Estado no seu papel de polícia sanitária.

Por outro lado, o CQH está estimulando organizações criativas e inovadoras a aceitarem o desafio de serem avaliadas por uma entidade externa para a qual abrem, voluntariamente, suas portas e cujos processos e sistemas internos ficam disponíveis ao escrutínio desta entidade. O resultado desta atividade para a comunidade é que este serviço de saúde passa a ter algum aval quanto à qualidade de sua assistência. Naturalmente este processo exige grande dose de maturidade, respeito e dignidade. É um processo de crescimento tanto para os avaliadores como para os avaliados, do ponto de vista institucional, pessoal e profissional. No bojo deste processo se desenvolvem intrincadas relações, cuja sinergia e resultados podem ser evidenciados pelas mudanças observadas nos hospitais participantes.

O CQH por si só não garante a qualidade de determinado hospital ou serviço de saúde. Esta será produto de uma série de fatores que, conjugados e estando conformes com as normas do Programa, poderão criar condições para que a qualidade se desenvolva em determinada instituição. O CQH fornece diretrizes para que os hospitais desenvolvam seus programas e focalizem seus esforços em práticas administrativas e assistenciais efetivas visando a melhoria contínua da qualidade. Em outras palavras, desenvolvam uma cultura organizacional tendente à excelência.

Como diz o Presidente da Associação Paulista de Medicina (APM), Dr. José Luiz Gomes do Amaral, "o Programa Compromisso com a Qualidade Hospitalar, ao longo de todos esses anos, atribuiu e concedeu selos de conformidade a um considerável número de hospitais brasileiros, além dos milhares de documentos produzidos, que geram grande impacto e mudanças em tantos equipamentos de saúde. Com o CQH, a APM compartilha objetivos (visão), princípios, finalidades e valores (meios). Identifica-se essa instituição em cada iniciativa proposta pelo programa, em seus cursos, palestras, reuniões, eventos, processos de representação, entre outros".

Por outro lado, a Presidente do Conselho Regional de Medicina do Estado de São Paulo (CREMESP), Dra. Irene Abramovich, diz que "em nossa visão, um dos pontos altos do CQH como modelo de avaliação externa é a característica de voluntariado, tanto do avaliador, como das instituições integrantes, com isso, livre de imposição ou pressão de mercado. As análises das instituições hospitalares não carregam, portanto, eventuais vieses ou injunções das partes envolvidas. Também nos chama a atenção no CQH a conduta de ir além das visitas aos hospitais, atuando como um modelo de gestão, um veículo disseminador de cultura organizacional globalizada".

Já o ex-Presidente da APM e ex-Deputado Federal pelo Estado de São Paulo e Secretário Estadual de Saúde de São Paulo, Dr. Eleuses Vieira de Paiva, sobre sua experiência com o CQH, diz que "é nossa função colaborar para a melhoria da qualidade da assistência à saúde. O CQH foi pioneiro, não só no estado de São Paulo, como além. Quando estive como Deputado Federal, em Brasília, fui entregar o selo do programa a hospitais do Distrito Federal".

E, por fim, é importante destacar a manifestação do Dr. Giovanni Guido Cerri, ex--Secretário Estadual de Saúde de São Paulo, quando diz que "tive a oportunidade, quando Secretário de Saúde de São Paulo, de adotar o CQH como modelo de avaliação para hospitais da rede pública, com grande sucesso no resultado e na adoção de parâmetros de qualidade".

Histórico

O Programa, fundado em 1991, foi o primeiro programa formal brasileiro, desenvolvido por entidade privada com o objetivo de melhoria contínua da qualidade hospitalar. A ideia da criação do CQH se inspirou nos trabalhos da Comissão Conjunta de Acreditação de Organizações de Saúde (CCAOS, também conhecida como *Joint Comission*), dos Estados Unidos e resultou de ampla discussão entre diversas entidades ligadas ao atendimento médico-hospitalar no Estado de São Paulo, catalisada pelo Serviço de Vigilância Epidemiológica da Secretaria de Estado da Saúde. As reuniões iniciais para discussão do projeto em 1989-1990, aconteceram na sede daquele órgão, na avenida São Luiz e posteriormente, se transferiram para a sede do CREMESP. Uma vez iniciado, o Programa se estabeleceu na sede da APM, onde permanece até hoje. Vários participantes daquelas reuniões iniciais representam hospitais ou entidades ligadas aos mesmos e, até hoje, estão filiados ao Programa.

Após um projeto-piloto em abril de 1991, o CQH iniciou suas atividades em julho do mesmo ano, com o encaminhamento de comunicação a todos os hospitais do Estado de São Paulo (aproximadamente 800 na época), informando sobre os objetivos do Programa, sua metodologia e convidando-os a se filiarem, mediante o preenchimento de um Termo de Adesão. Aproximadamente 200 hospitais responderam de alguma forma a este apelo inicial e 120 iniciaram ativamente sua participação. Este número caiu para 80, anos depois e hoje está fixado em torno desta mesma quantia. Atualmente essa amostra é formada por hospitais pequenos, médios e grandes; públicos e privados; da capital e interior de São Paulo; e de outros estados, perfazendo, portanto, uma amostra significativa do universo de hospitais brasileiros.

No final dos anos 1990, o Programa CQH foi convidado a participar do grupo de estudos para a elaboração da Organização Nacional de Acreditação (ONA), sendo integrante de diversos Comitês durante a fase de organização da entidade e tendo participação ativa como entidade acreditadora até o ano de 2003, quando se desvinculou.

Pela aproximação com a Fundação Nacional da Qualidade, criou em 2002 o Prêmio Nacional de Gestão em Saúde (PNGS), com ciclos anuais de premiação a organizações de saúde de diversos segmentos e tamanhos. Este Prêmio acha-se desativado. Atualmente o CQH integra o Comitê Técnico da Fundação Nacional da Qualidade e faz parte da rede de

Prêmios Nacionais da Qualidade, sendo oficialmente o prêmio setorial na área da Saúde. O modelo de gestão disseminado pelo CQH está baseado em modelo da FNQ.

Além de sua vinculação com instituições de saúde brasileiras, o CQH também realizou missões para o desenvolvimento dos serviços de saúde em Angola, Moçambique, Peru e Guatemala. Nesses casos, atuou em parceria com a Agência de Cooperação Internacional do Japão (JICA).

É importante destacar que o CQH não tem estatuto nem outros tipos de documentos que regulamentem suas ações. Dispõe, apenas, de algumas diretrizes básicas e de um código de conduta. Entende-se que a interação entre os agentes participantes do Programa, atuando em conjunto e regidos por uma consciência coletiva é suficiente para auto regular o Programa. Ao se envolverem com o Programa, os voluntários, por exemplo, se autodescobrem participantes de uma ação coletiva baseada em propósitos, valores e princípios com os quais se identificam e, por meio dos quais, com confiança mútua, realizam a missão do Programa. A prática do Programa demonstrou que nele, os participantes atuavam da forma como descreveu David Bohm: "Estamos todos vinculados por um tecido de conexões invisíveis. Este tecido está constantemente mudando e evoluindo. Este campo é diretamente estruturado e influenciado pelo nosso comportamento e pelo nosso entendimento".[1]

Missão do programa

A missão do Programa à época abordada na elaboração deste livro era: "contribuir para a melhoria contínua da qualidade do atendimento nos serviços de saúde por meio de metodologia específica".

Em 15 de Abril de 2023, o Programa CQH, na realização de seu planejamento estratégico para o período de 2023/2024, introduziu propósito e atualizou sua missão, visão e valores em busca de adequação aos tempos atuais. A busca do desenvolvimento sustentável para as instituições hospitalares foi a inspiração. Assim, abaixo seguem o propósito e nova missão, visão e valores:

O propósito é que as "organizações de saúde sejam sustentáveis, por meio da gestão". A missão é "democratizar o acesso e a melhoria contínua dos processos assistenciais e de apoio administrativo nos serviços de saúde, respeitando as estratégias de cada instituição, com foco na gestão e resultados sustentáveis". A visão é "ser reconhecido nacional e internacionalmente, como organização fomentadora de metodologia específica de gestão em saúde, buscando a perenidade institucional". E os valores atuais são: "enfoque educativo, confidencialidade, ética, transparência e desenvolvimento sustentável."

Valores do CQH (à época abordada na elaboração deste livro)

- **Ética:** Incorpora os valores das entidades mantenedoras e respeita a legislação vigente sob todos os aspectos. A participação no CQH requer integridade e honestidade moral e intelectual;

---

[1] Bohm D. Unfolding Meaning: a weekend of dialogue. Londres: Routledge, 2006.

- **Autonomia técnica:** O Programa CQH tem autonomia técnica para ser conduzido, independentemente de injunções que contrariem os princípios definidos em seus documentos básicos: Missão, Valores, Visão, Estatuto e Metodologia de Trabalho;
- **Simplicidade:** O Programa CQH busca a simplicidade. As regras são adequadas e suficientes à realidade hospitalar brasileira;
- **Voluntariado:** O Programa CQH incentiva a participação voluntária dos hospitais, interpretando a busca da melhoria da qualidade como manifestação de responsabilidade pública e de cidadania. Da mesma forma, os membros do CQH dedicam seu trabalho voluntariamente como manifestação de sua responsabilidade pública e cidadania. O grupo de voluntários engloba, aproximadamente, cinquenta profissionais da área da saúde, participando: médicos, enfermeiros, administradores, engenheiros, psicólogos, advogados, fisioterapeutas, assistentes sociais, entre outros;
- **Confidencialidade:** O Programa CQH trata todos os dados que circulam no interior do Programa, preservando a identidade dos hospitais participantes. São divulgados apenas dados agregados dos resultados hospitalares. O Programa obedece aos ditames da Lei Geral de Proteção de Dados;
- **Enfoque educativo:** O Programa CQH promove o aprendizado a partir da reflexão e da análise crítica dos processos e resultados.

Entidades mantenedoras

O CQH é mantido pela Associação Paulista de Medicina (APM). Nos primeiros anos de sua existência contou também com o apoio do Conselho Regional de Medicina do Estado de São Paulo (CREMESP). A operacionalização do Programa é de responsabilidade da Sociedade Paulista de Medicina Preventiva e Administração em Saúde (SOMPAS).

O envolvimento das mantenedoras se deve ao fato de o Programa contribuir para a melhoria das condições de trabalho nos ambientes em que os médicos praticam sua profissão ao mesmo tempo em que exercem o seu papel cidadão nas entidades civis organizadas interessadas na melhoria das condições de saúde da população.

Entidades apoiadoras

- Programa de Estudos Avançados em Administração Hospitalar e de Sistemas de Saúde (PROAHSA - HCFMUSP/EAESP FGV);
- Associação Brasileira de Medicina Preventiva e Social e Administração em Saúde (ABRAMPAS);
- Fundação Nacional da Qualidade (FNQ);
- European Foundation for Quality Management (EFQM);
- Hospital das Clínicas da Faculdade de Medicina da Universidade de São Paulo (HCFMUSP);
- Centro de Estudos Augusto Leopoldo Ayrosa Galvão, da Faculdade de Ciências Médicas da Santa Casa de São Paulo (CEALAG).

Produtos

Para realizar a sua missão o CQH oferece uma gama de produtos dos quais se devem destacar os seguintes:

Modelo de gestão

Trata-se do carro chefe do Programa, uma vez que traduz as convicções de práticas administrativas tendentes à excelência na gestão, que o CQH dissemina em todos os seus produtos. Constitui-se na tradução para a saúde das propostas da Fundação Nacional da Qualidade (Brasil); Prêmio Deming (Japão); *European Foundation for Quality Management* (Europa); Prêmio Malcolm Baldridge (Estados Unidos). Embora o CQH iniciasse com uma proposta de avaliação da qualidade das organizações de saúde com o passar do tempo, amadurecimento do Programa e avanço no conhecimento sobre práticas de qualidade na gestão de instituições de saúde foi ficando, pouco a pouco, cada vez mais evidente para o grupo da Governança do Programa, que a contribuição para a melhoria da qualidade não se faz por avaliações esporádicas por terceiros que preparam a organização para a certificação, mas sim pela disseminação de boas práticas gerenciais baseadas em um modelo de gestão. Este modelo tem características sistêmicas, deve ser integrado em toda a instituição, apresentando coerência interna e praticado de maneira contínua. Para isso se requer muito treinamento e aprendizado internos, com constantes auto avaliações e realinhamentos, num trabalho incansável e sem fim. A busca pela qualidade nos serviços de saúde é um processo interminável. Sempre haverá algo mais a ser feito.

Avaliação da conformidade

Trata-se do produto mais antigo com o qual o CQH iniciou suas atividades. É o uso de um modelo que dá ao gestor norte para sua ação gerencial e, como consequência, contribui para a melhoria contínua da qualidade assistencial.

Como foi dito acima, o modelo utilizado pelo CQH está baseado na metodologia de avaliação de empresas da Fundação Nacional da Qualidade (FNQ), a qual, por sua vez, está fundamentada na metodologia do *Malcolm Baldridge National Quality Award*, nos Estados Unidos. Variações desta metodologia são usadas para avaliação de empresas, com finalidade de concessão de prêmios nacionais de qualidade em aproximadamente cinquenta países. Todas essas iniciativas seguem o mesmo modelo, preconizado inicialmente pelo Prêmio Deming, do Japão. Grandes empresas transnacionais utilizam este modelo, não só para avaliação de seu desempenho, mas, principalmente, como modelo de gestão em busca de excelência gerencial.

O uso da metodologia pelo CQH advém da convicção de que os hospitais, do ponto de vista gerencial são iguais a qualquer outra empresa. A empresa é vista como uma organização sistêmica, integrada e coerente. Nesta concepção entram insumos no sistema, que são processados numa estrutura física e organizacional, para produzirem saídas, resultados e impacto no meio ambiente. O processo de atendimento médico-hospitalar transforma os insumos em saídas, resultados e impactos.

O modelo reflete a experiência, o conhecimento e o trabalho de pesquisa de muitas organizações e especialistas do Brasil e do exterior. Ele serve para avaliar, diagnosticar, orientar e gerir qualquer tipo de organização, em função de sua flexibilidade, simplicidade e, principalmente, por não prescrever ferramentas e práticas de gestão. O modelo consiste em sete critérios, também chamados de elementos: liderança, estratégias e planos, clientes e sociedade, informação e conhecimento, pessoas, processos e resultados.

Para aplicação do modelo o CQH incentiva, já desde a assinatura do termo de adesão, que os hospitais façam funcionar várias comissões, como (algumas delas obrigatórias por lei): ética médica, prontuários dos pacientes, revisão de óbitos, farmácia e terapêutica, controle de infecção hospitalar, prevenção de acidentes, brigada de incêndios e outras.

Como consequência dessa visita ao hospital poderá ser concedido um Selo de Conformidade com as normas do Programa. O hospital, então dito "selado", deverá obrigatoriamente ser revisitado a cada dois anos para a manutenção do selo. Ao final deste capítulo, é apresentado um esboço resumido do roteiro de visitas com o qual o Programa avalia os hospitais. Note-se que o esboço apresentado é para um nível de maturidade gerencial equivalente a 125 pontos; há dois outros roteiros para níveis de maturidade equivalentes a 250 e 500 pontos.

Banco de dados

Possivelmente com séries históricas de dados hospitalares mais longas, no Brasil. A base de dados é mantida desde o início de suas atividades, em 1991. Esses registros revelam a evolução histórica dos indicadores de qualidade hospitalar e oferecem uma análise crítica que pode orientar futuras ações no país. No banco de dados constam inúmeros indicadores de qualidade assistencial e gerencial.

Cursos

Cursos diversos, oferecidos aos hospitais participantes e demais interessados, entre os quais, destaque para: Atualização sobre o roteiro de visitas; Soluções digitais; Gestão de pessoas; Liderança; Planejamento estratégico; Gestão orientada a processos; Aprendendo a fazer *benchmarking*; Implantando o modelo de excelência de gestão no setor saúde; Ferramentas da qualidade para a enfermagem; Indicadores de enfermagem; Informações e conhecimento; O médico gestor; Gestão de excelência na saúde: redigindo o relatório de gestão; Formação de avaliador do programa CQH; Formação de examinadores do Prêmio Nacional de Gestão em Saúde; Gestão de clínicas e consultórios médicos.

Eventos

Ao longo do ano são realizados vários eventos, todos destinados a disseminar o modelo de gestão, entre os quais se destacam: assembleias trimestrais de hospitais participantes; encontros de hospitais selados; *webinars* sobre diferentes temas; e rodas de conversa.

Grupos de *benchmarking*

Os grupos de estudos, também chamado de Núcleo de Apoio à Gestão Hospitalar (NAGEH) são formados por profissionais de diferentes hospitais e visam estimular a troca de informação e melhoria da qualidade dos serviços, por meio da criação, padronização e validação de indicadores se configurando como grupos de *benchmarking* dos quais participam mais de 50 hospitais, em um total de aproximadamente 200 participantes regulares. Os grupos se reúnem regularmente a cada três meses para discussões orientadas sobre os principais indicadores de cada hospital, bem como revisão de conceitos, definições e da literatura. Ao que se sabe são os únicos grupos de *benchmarking* para a saúde existentes no Brasil. Alguns deles atuam já a mais de 15 anos, tratando-se, portanto, de mais uma iniciativa pioneira do Programa.

São grupos abertos formados por hospitais interessados e organizações indicadas. Os grupos são um dos diferenciais do CQH, uma vez que estimulam que o Programa não seja utilizado apenas como ferramenta de avaliação, mas também como caminho para a construção de um Modelo de Excelência em Gestão. Dentro do Modelo de Excelência em Gestão, a maior contribuição se dá pelo estímulo ao aprendizado organizacional, a gestão baseada em dados e fatos e a orientação por processos, gerando valor e contribuindo para a melhoria contínua dos serviços de saúde. Os grupos de *benchmarking* estão baseados no princípio de que o conhecimento só tem valor quando compartilhado. Atualmente eles estão distribuídos nas seguintes categorias: Clientes; Enfermagem; Estrutura Hospitalar; Hotelaria; Informação e Conhecimento; IRAS – Infecção Relacionada à Assistência à Saúde; Pessoas; Qualidade.

Publicações

- Revista de Administração em Saúde (RAS), publicada ininterruptamente desde 1998, tem por missão fomentar e disseminar o avanço do conhecimento nas áreas de administração em saúde e correlatas, por meio da publicação de artigos científicos originais, de revisão, de atualização e outros com relatos de experiências, ideias e opiniões de seus profissionais. A revista é uma publicação científica, atualmente, exclusivamente on-line, publicando artigos em fluxo contínuo, revisado por pares, tendo acesso aberto e gratuito, e conteúdo autoral sob Licença de Atribuição *Creative Commons*. A publicação é trimestral. O título abreviado oficial da revista é Rev. Adm. Saúde, registro ISSN 2526-352 (on-line), que deve ser usado para citação bibliográfica. A sigla RAS é adotada informalmente;
- Coleção Série Gestão Estratégica de Saúde, com cinco títulos publicados pela Editora Saraiva, todos baseados no modelo de gestão do CQH: "Gestão de Pessoas em Saúde"; "Auditoria em Saúde"; "Gestão de Materiais e Equipamentos Hospitalares"; "Gestão da Qualidade Hospitalar"; "Planejamento Estratégico e Competitividade em Saúde";
- Outras publicações também foram feitas para disseminar o modelo de gestão do CQH, além da Coleção citada acima: "Manual de Gestão Hospitalar" (Editora da Fundação Getulio Vargas); "Manual de Gestão Hospitalar do CQH – livro de casos práticos" (editora Atheneu); "Programa de Controle da Qualidade do Atendimento Médico-Hospitalar – manual de orientação aos hospitais participantes" (três edições, pela Editora Atheneu); "Manual de Indicadores de Enfermagem" (CQH) com mais de 75 mil *downloads* em sua versão digital); "Manual de Indicadores de Infecção Relacionada à Assistência à Saúde" (digital); "Manual de Gestão Hospitalar do CQH – livro de casos práticos" (segunda edição, Editora Yendis); "Cadernos de Indicadores do CQH",(2007, 2008 e 2009, Van Moorsel

Gráfica e Editora de São Paulo); "Manual de Indicadores de Gestão de Pessoas" (CQH); "Manual de Gestão: Organização, Processos e Práticas de Liderança Compartilhada" (Editora Saraiva, duas edições 2012 e 2018);

- **Congresso Brasileiro de Qualidade em Serviços de Saúde** realizado pelo CQH desde 1991. Ano a ano, o Congresso foi ganhando densidade e se desenhando como um evento com grande contribuição para a qualidade da gestão em serviços de saúde no país. Em 2019, o Congresso completou sua vigésima edição, com uma história feita por profissionais competentes e dedicados, com participação de diversos palestrantes de outros países. As versões após 2019 são realizadas por via digital.

Esboço simplificado do roteiro de visita[2]

O Roteiro de Avaliação do CQH é entregue ao hospital no momento de sua adesão ao Programa. Trinta dias antes de receber a visita visando a concessão do Selo de Conformidade, os hospitais devem fazer uma auto avaliação baseada no roteiro vigente. O CQH pretende, com esta solicitação, incentivar a prática da auto avaliação nos hospitais. Este preenchimento é importante para que a instituição tenha entendimento de como se encontra naquele momento, como se fosse uma fotografia pré-visita. Como este é o roteiro utilizado na visita oficial do Programa, então é importante que a instituição tenha conhecimento e se familiarize com a ferramenta. A seguir é apresentado um esboço simplificado do roteiro do roteiro versão 12.4, que foi aprovada em dezembro de 2021, para o nível inicial de 125 pontos. São apresentadas apenas algumas páginas para que o leitor possa ter uma noção de como o modelo de gestão é trabalhado na interação do Programa com os hospitais participantes. A pontuação mencionada está ligada com o nível de maturidade apresentado pelo hospital. Há dois outros roteiros para níveis de maturidade mais avançado com pontuação de 250 e 500 pontos

Modelo de gestão

Esse guia é baseado no Modelo de Excelência da Gestão (MEG), que avalia a qualidade da gestão das organizações, elaborado pela Fundação Nacional da Qualidade (FNQ).

Considerando o desenvolvimento sustentável e o compromisso com as partes interessadas, a liderança transformadora, a partir do pensamento sistêmico, define como as estratégias e planos devem ser implementados e materializados, por meio da orientação por processos e com adaptabilidade, resultando em geração de valor para a própria organização e partes interessadas. A partir disso, a organização busca evoluir por meio do aprendizado organizacional e inovação, que permeiam o sistema promovendo a excelência.

---

[2] CQH, "Roteiro de Visitas", versão 12, 2021.

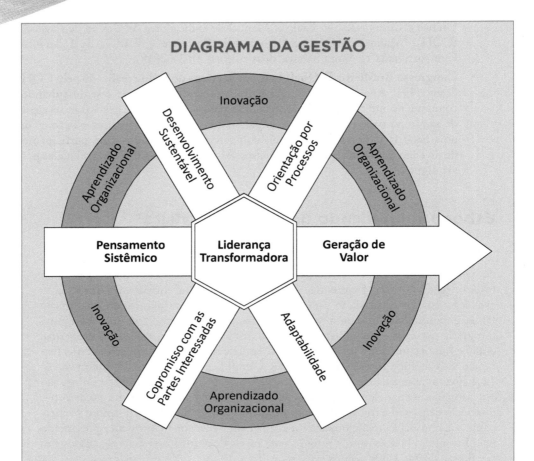

Fundamentos da gestão

Os fundamentos da gestão para a excelência são um conjunto de valores e princípios que revelam padrões culturais internalizados nas organizações de classe mundial e reconhecidos internacionalmente, expressos por meio de seus processos e consequentes resultados. Cabe ressaltar que os fundamentos não são aspectos isolados da gestão, mas sim inter-relacionados.

- **Pensamento sistêmico:** Compreensão e tratamento das relações de interdependência e seus efeitos entre os diversos componentes que formam a organização, bem como entre eles e o ambiente com o qual interagem;
- **Compromisso com as partes interessadas:** Estabelecimento de pactos com as partes interessadas e suas inter-relações com as estratégias e processos numa perspectiva de curto e longo prazos;

- **Aprendizado organizacional e inovação:** Busca o alcance de novos patamares de competência para a organização e sua força de trabalho, por meio da percepção, reflexão, avaliação e compartilhamento de conhecimentos, promovendo um ambiente favorável à criatividade, experimentação e implementação de novas ideias capazes de gerar ganhos sustentáveis para as partes interessadas;
- **Adaptabilidade:** Flexibilidade e capacidade de mudança em tempo hábil frente a novas demandas das partes interessadas e alterações no contexto;
- **Liderança transformadora:** Atuação dos líderes de forma ética, inspiradora, exemplar e comprometida com a excelência, compreendendo os cenários e tendências prováveis do ambiente e dos possíveis efeitos sobre a organização e suas partes interessadas, nos curto e longo prazos; mobilizando as pessoas em torno de valores, princípios e objetivos da organização; explorando as potencialidades das culturas presentes; preparando líderes e pessoas; e interagindo com as partes interessadas;
- **Desenvolvimento sustentável:** Compromisso da organização em responder pelos impactos de suas decisões e atividades, na sociedade e no meio ambiente, e de contribuir para a melhoria das condições de vida, tanto atuais quanto para as gerações futuras, por meio de um comportamento ético e transparente;
- **Orientação por processos:** Reconhecimento de que a organização é um conjunto de processos, que precisam ser entendidos de ponta a ponta e considerados na definição das estruturas: organizacional, de trabalho e de gestão. Os processos devem ser gerenciados visando à busca da eficiência e da eficácia nas atividades, de forma a agregar valor para a organização e as partes interessadas;
- **Geração de valor:** Alcance de resultados econômicos, sociais e ambientais, bem como de resultados dos processos que os potencializam, em níveis de excelência e que atendam às necessidades e expectativas das partes interessadas.

Avaliação do ciclo da gestão

Ao final de cada fundamento será apresentado um modelo de avalição do ciclo de gestão. Serão avaliados pelos examinadores se nos temas abordados foram evidenciados pelo menos uma prática que contemplou o ciclo PDCL, promovendo o aprendizado e a integração do sistema gerencial.

O modelo a seguir descreve os fatores de avalição utilizado pelos examinadores.

Dimensão	Descrição	Fatores de avaliação
P *PLAN* PLANEJAR	Abordagem adotada pela organização na concepção dos processos propostos e no estabelecimento de padrões considerando os requisitos necessários e suas eventuais particularidades, de forma adequada, proativa, integrada e orientada para o alcance do propósito necessário.	Adequação Proatividade Integração
D *DO* REALIZAR	Implementação dos processos propostos, de forma abrangente, contínua e ágil, atendendo aos padrões estabelecidos, demonstrando o alcance do propósito planejado.	Abrangência Continuidade Agilidade
C *CHECK* VERIFICAR	Monitoração sobre os processos estabelecidos, na qual os padrões, a eficiência e a eficácia são controladas, com a finalidade de avaliar o alcance do propósito planejado, sinalizando o progresso, o sucesso, os problemas e as oportunidades para melhoria.	Controle dos padrões Controle da eficiência Controle da eficácia
L *LEARN* APRENDER	Incorporação da experiência adquirida na execução e controle dos processos propostos, por meio do aperfeiçoamento e inovação na abordagem adotada pela organização, buscando ajustar, alterar ou reformulá-los para o alcance do propósito planejado.	Aperfeiçoamento Inovação

Documentação obrigatória para realização da avaliação

Envio com antecedência de 30 dias da realização da avaliação.

Item	Nível de exigência	Documento	Avaliação Sim	Avaliação Não
01	*	Licença de funcionamento do hospital.	( )	( )
02	*	Cadastro Médico-Hospitalar (impresso CQH-03).	( )	( )
03	*	Organograma da unidade com os nomes dos responsáveis (que representa a realidade organizacional).	( )	( )
04	*	Auto de vistoria do Corpo de Bombeiros (ou protocolo).	( )	( )
05	*	Perfil nosológico.	( )	( )
06	*	Resultados do Fundamento 8 do roteiro que estão sendo trabalhados pelo hospital.	( )	( )

* PERFIL - DESCRIÇÃO DA ORGANIZAÇÃO: O Perfil da organização serve para resumir o seu modelo de negócio, visando delimitar o escopo da avaliação.

Porte

Porte da organização	Pequeno	Médio	Grande
Total de leitos			
Internação mês			
Total de leitos de UTI			
Total de leitos de UTI neonatal			
Internações mês UTI			
Quantidade de salas cirúrgicas			
Cirurgias mês			
Partos mês			

A Pesquisa

VIII

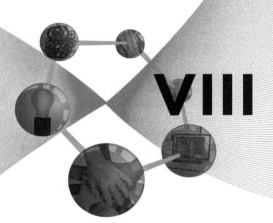

Haino Burmester

Este capítulo procura resumir a proposta do livro, por meio da pesquisa sobre o "caso, Programa Compromisso com a Qualidade Hospitalar (CQH)". Nele se busca uma síntese dos conceitos apresentados até aqui, usando de uma experiência prática vivenciada por um número grande de pessoas que bem representam a realidade brasileira e que pode ser extrapolada para outras realidades. Usaram-se diferentes ferramentas para extrair um entendimento do que é o Programa, como as pessoas se comportam dentro dele em um tempo e espaço únicos. Busca-se aqui a maior abrangência de variáveis possível, incluídas na psicologia, astrologia, nas dinâmicas de grupos e na pesquisa de campo exploratória, para compreender diferentes aspectos da realidade transformadora do CQH.

Na psicologia, a pesquisa busca entender como a personalidade das pessoas atuando em grupos interfere na dinâmica dos agentes interagindo no interior do Programa. A astrologia é aqui inserida de maneira original, inovadora e ousada, na medida em que ela, embora de interesse de um grande número de pessoas, fica sempre marginalizada como técnica inferior e não condizente com análises sofisticadas. Na medida em que o livro pretende ser disruptivo, cabe a ousadia provocativa da inclusão do tema astrologia como ferramenta de análise organizacional, com as vantagens que os leitores vão experimentar. Nesse caso, a pesquisa analisou o mapa astral dos participantes nos dois grupos focais realizados, visando encontrar tendências que caracterizassem a participação destas pessoas no Programa CQH. A pesquisa de campo e as dinâmicas de grupo se impõem para aproveitar a riqueza organizacional da experiência que é o "caso Programa CQH".

Mapa astral

Ricardo José de Almeida Leme

Existe uma correlação elementar de fácil acesso e aceitação entre aspectos humanos e os estados naturais observáveis. Seja observada a relação entre o ar e o social, a água e o emocional, o fogo e o espiritual e a terra e o racional e pode-se ver como elas ganham sentido ao se pensar a respeito.

Esse tipo de relação ganha destaque no simbolismo astrológico, onde cada signo é associado a elementos diferentes e a carta natal de uma pessoa ou empresa mostrará a predominância de um elemento ou a distribuição equilibrada dos diferentes elementos. A simples observação desta elementaridade sugere em cada personalidade a prevalência de uma ênfase de atuação na abordagem da vida.

Desse modo, ao se considerar essas associações, o mapa natal de cada pessoa pode ser elaborado como ferramenta a ser utilizada na composição de grupos. Seja naqueles em que a heterogeneidade e as diferenças são importantes para a realização de algo criativo, seja naqueles em que a obstinação e um determinado perfil comum são necessários em favor de algum objetivo específico que descarte habilidades que possam destoar ou discordar entre si.

O mapa astrológico é uma estrutura de mandala dividida em doze setores, denominados casas, relacionados aos diversos aspectos da vida cotidiana. Brevemente, a casa um fala sobre o biótipo e a expressão da personalidade; a casa dois sobre a forma como a pessoa lida com posses; a casa três sobre a capacidade de comunicação e expressão pessoal; a casa quatro sobre a realidade familiar; a casa cinco sobre a criatividade; a casa seis sobre a lida com funcionários, a habilidade de realizar serviços voluntários e sobre doenças; a casa sete sobre o tipo de sócio ou casamento que a pessoa tende a buscar; a casa oito fala sobre o potencial de transformação pessoal e dons que a pessoa tem; a casa nove sobre sua relação com o conhecimento superior, espiritual e filosófico; a casa dez sobre a vocação ou área profissional em que a pessoa pode florescer; a casa onze descreve habilidades sociais relacionadas à participação em grupos e fraternidades; e a casa doze os motivos fundamentais pelos quais a pessoa nasceu e que constituem seu destino maduro, algo premente a ser considerado.

Os signos aéreos de Gêmeos, Libra e Aquário falam a respeito das habilidades sociais; os signos aquosos de Câncer, Escorpião e Peixes falam a respeito da estrutura emocional e como a pessoa lida com este quesito; os signos terrenos de Touro, Virgem e Capricórnio apontam a lida com questões pragmáticas e racionais; e os signos ígneos de Áries, Leão e Sagitário indicam a relação da pessoa com questões pertinentes à realidade espiritual ou suprafísica. Nesse sentido, pode-se perceber que a prevalência de alguns elementos dentro do tema natal de cada pessoa pode informar a respeito de habilidades que favoreçam determinadas ocupações ou composições de grupos em detrimento de outros.

A partir disso é possível estudar e compor grupos de pessoas que, por exemplo, sejam favorecidas quanto a habilidades sociais. Esta ferramenta permite extrapolar-se em seus pressupostos que pessoas com concentração de planetas em signos aéreos ou nas casas sociais (três, sete e onze) tendem a apresentar maior fluidez no que diz respeito a essas habilidades. Por sua vez, a natureza dos planetas que ocuparão cada uma dessas casas e signos, indicarão particularidades dessas habilidades, da mesma forma que um instrumento musical determina o timbre da nota a ser tocada.

O tema natal não é determinista, e sim um recurso que aponta tendências. Como essas tendências serão exercitadas depende totalmente do exercício do arbítrio de cada pessoa. Bons aspectos entre planetas e casas favorecidas constituem oportunidade de florescimento, mas o resultado final sempre decorrerá do exercício da vontade em participar do convite. Algumas habilidades podem ser tão naturais para uma pessoa que eventualmente isso se manifeste em desinteresse. Por outro lado, temas desafiadores podem servir como estímulos para uma personalidade determinada e apaixonada a brilhar em alguma área específica. Enfim, as cartas natais são indicativas do caráter da pessoa e de tendências, não de algo preconceituosamente determinado. Se for aceita a possibilidade de caráter e destino serem sinônimos, estar-se-ão direcionados para um entendimento interessante e construtivo a partir da ferramenta astrológica.

Em linguagem astrológica, o signo de Virgem e os assuntos relativos à casa seis dizem respeito ao serviço amoroso e desinteressado ao próximo. Na mesma linha, o signo de Aquário e os assuntos relativos à casa onze dizem respeito ao serviço comunitário, social, aos amigos, confrarias e fraternidades. Nesse sentido as habilidades do grupo estudado foram rastreadas, buscando-se observar em cada mapa astrológico quanto da natureza da pessoa em análise se relaciona com esses interesses e habilidades específicas.

No presente estudo foram levadas em consideração apenas as áreas do mapa astral que se associam às características de voluntariado e serviço em grupos e fraternidades. Especificamente as casas astrológicas, os signos acima descritos e os planetas e pontos notáveis presentes nessas áreas do mapa. Seja lembrada a natureza qualitativa simbólica dessa análise que visa um olhar paralelo ao do entendimento lógico racional e científico em voga.

Quando se observam os temas dos participantes desta pesquisa nota-se que em todos os casos as casas seis e onze se encontram ocupadas por um planeta ou ponto notável e que apenas em um dos vinte e dois casos estudados não foram encontrados planetas nos signos de Virgem ou Aquário. Especificamente nesse caso foi observada a presença de Sol e Lua na sexta casa configurando uma lua nova no signo de Touro. No presente estudo não foram analisados planetas específicos, mas qualquer planeta que satisfizesse as condições acima referidas.

Além da clara presença de elementos astrológicos relacionados ao voluntariado, puderam ainda ser observadas nos temas natais evidências sugestivas de facilidade na conectividade interpessoal (bons aspectos entre os regentes do ascendente e o regente da casa sete, casa onze e seu regente bem posicionados), comportamento pessoal equilibrado, caracterizado pela flexibilidade na lida com ideias opositoras (aspecto anterior associado a regente do ascendente bem relacionado com outros planetas, baixa incidência de marte no ascendente e na casa dez). As referidas tendências podem ter sido potencializadas pelos participantes do grupo.

Aspectos astrológicos podem ser vistos como tendências de caráter, que em situações específicas se manifestam por ressonância com o ambiente em questão. Como se uma habilidade pessoal de natureza inconsciente ao grupo pudesse ser despertada pelo encontro com semelhantes. Nesse caso, pode-se especular que o próprio grupo das pessoas analisadas apresentou um perfil astrológico que justificaria um processo de auto potencialização entre seus participantes, pelo fato dos mesmos apresentarem um impulso semelhante de ideais de vida. Algo dessa natureza pode ser visto como uma força interna do grupo de se recriar com base na inspiração mútua de seus constituintes. O grupo em questão caracteriza um exemplo de pessoas capazes de aprenderem a fazer coisas juntas.

Grupo Focal

Regina Sotto Maior e Nancy Val y Val Peres da Mota

A análise de grupo focal foi feita com o objetivo de realizar um estudo sobre os mecanismos que regulam a vida e a organização das equipes ligadas ao trabalho do CQH. Também para conhecer quais os mecanismos culturais, sociais e psicológicos determinantes para a agregação de grupos profissionais que voluntariamente contribuíram com o Programa durante 30 anos.

Para isso foi utilizada a metodologia de Grupo Focal, *on line*, com plataforma Zoom, convidando antigos e novos profissionais voluntários do Programa, que por meio de experiências vividas, narrativas de suas histórias, percepções e interpretações da realidade organizacional, de uma forma interativa, reuniram informações importantes para a pesquisa qualitativa.

O Grupo Focal é uma ferramenta utilizada em pesquisa qualitativa aplicada para diferentes áreas do conhecimento, abordando questões sobre o comportamento humano, sua subjetividade e sua relação com o contexto sociocultural. Consiste em formar grupos para reuniões com seis a doze pessoas, selecionadas com base em suas características, homogêneas ou heterogêneas, em relação ao assunto ou objeto de estudo a ser pesquisado. A discussão ocorre durante aproximadamente duas ou três horas, sendo conduzida por um moderador e um observador. Sob o ponto de vista do participante, a reunião é completamente flexível com espaço para expressão de diferentes opiniões.

Nessa pesquisa do CQH, as reuniões tiveram a duração de três horas, com a presença de um observador e um moderador. Os participantes como representantes dos profissionais voluntários do CQH, foram distribuídos em dois grupos. O primeiro com onze e o segundo com doze participantes. Os grupos foram constituídos pelas seguintes especialidades: medicina, enfermagem, assistência social, administração de empresas, terapia ocupacional. Os temas abordados na pesquisa se concentraram em três categorias:

- **Categoria 1 – Eu:** Perspectiva interior do indivíduo, identidade, valores, crenças, propósito, realização e consciência individual;
- **Categoria 2 – Conexão Social:** a arte de criar coletivos inteligentes e valorizar ao máximo a diversidade das qualidades humanas, considerando-se as identidades individuais e de grupos, construindo uma visão comum e objetivos compartilhados;
- **Categoria 3 – Cultura Institucional:** é um conjunto de crenças, valores, símbolos, comportamentos, hábitos, linguagem inconsciente e consciente, que fazem parte da experiência coletiva e seus respectivos sistemas de pensamentos, moldando formas de uma realidade física e psíquica, expressas em estruturas, processos, comportamentos, escolhas e tomada de decisões.

Logo no início das reuniões, ambos os grupos se apropriaram do espaço de diálogo e da coleta de dados, manifestando o interesse em participar por meio da narrativa de suas experiências, opiniões, percepções e sentimentos na atuação no CQH como voluntários, bem como se sentiram à vontade e agradecidos por essa oportunidade de reencontrar os colegas e colaborar com o estudo na instituição. Merece destaque os fatores que influenciaram e mantiveram os profissionais de ambos os grupos, no voluntariado do CQH, onde pode-se notar a prática de vários conceitos, apresentados ao longo deste livro, como elementos de aglutinação de grupos, tão necessários para a formação de equipes coesas e produtivas.

1. **"Grupo um":** Os resultados da análise qualitativa do "grupo um" demonstraram que o ingresso dos participantes no CQH, como voluntários foi motivado por diferentes abordagens. Alguns participantes foram convidados para integrarem a equipe do CQH, pelo Coordenador do Programa, outros foram incentivados pelo conhecimento da proposta e do modelo de gestão do programa, alguns sensibilizados pela curiosidade, pelo aprendizado, pela perspectiva de alavancagem na carreira, pela busca de apoio a prática, pelo incentivo a qualidade nos hospitais, pelo encontro com pessoas com espírito de coletividade.

Durante a jornada da prática do voluntariado os participantes identificam nas suas experiências, a convergência dos valores entre os indivíduos e o modelo da gestão da qualidade do CQH, como um indicador de manutenção do vínculo com o programa.

Os participantes destacaram o espírito desbravador do grupo de liderança, reconhecido como incentivador e influenciador, pela paixão pela missão do programa. Ao longo de sua história o grupo criou uma dinâmica interna, autônoma e de autorregulação, monitorando e modulando a emoção, a cognição e o comportamento para atingir objetivos comuns, tendo em vista que as práticas na implantação do modelo evidenciaram resultados positivos, enobrecendo a atuação do grupo junto aos hospitais, e por sua vez fortalecendo a identidade do grupo. A experiência de "fazer juntos", (reuniões de preparo e consenso e as visitas), propiciou fortes laços sociais por meio da troca de conhecimentos entre diferentes profissionais, aprendizado do conviver e criação dos vínculos afetivos, declarados no encontro do grupo focal. O "grupo um" priorizou na cultura da organização a conexão social entre os participantes como ponto de alavancagem para o engajamento no programa, crescimento profissional e potencialização da convergência dos valores e prática do modelo. Os principais fatores que influenciaram e mantiveram os profissionais do "grupo um", no voluntariado do CQH foram:

- Identidade com os valores do Modelo de Gestão da Qualidade como imã de articulação dos integrantes no exercício da atividade, orientadas para um propósito de fazer o bem em coerência com a prática dos valores individuais;
- Crescimento técnico e comportamental a partir do compartilhamento de conhecimentos, debates enriquecedores, troca de experiências, diversidade e senioridade legítima e reconhecida entre os profissionais, planejamento, coesão e consenso nas decisões;
- Convivência num ambiente de confiança, com o sentimento de pertencimento num grupo respeitado e inclusivo, vínculos afetivos e de amor, praticando o diálogo, ouvindo e refletindo para transformar, maturidade em resolver conflitos;
- Contribuição em diversas esferas em doar o conhecimento, generosidade com as pessoas, vontade de melhorar e ajudar outras pessoas, perceber a satisfação das pessoas a partir do apoio e dos resultados visíveis, retorno do esforço dedicado, sentimento de dever cumprido;
- Impacto nos hospitais por meio da geração de valor e dos resultados alcançados, engajamento dos funcionários dos hospitais, a motivação dos funcionários que se

sentiam valorizados por estarem contribuindo com a qualidade nos hospitais, o agradecimento e reconhecimento do trabalho pelos funcionários dos hospitais.

2. **"Grupo dois":** Os resultados da análise qualitativa do "grupo dois" demonstraram que o grupo se constituiu no CQH principalmente pelas necessidades das instituições em que atuavam na busca de um modelo/metodologia de referência para o avanço na qualidade hospitalar, bem como o interesse no desenvolvimento pessoal e profissional, aprimorando o conhecimento e as práticas nessa área.

A cultura do significado de melhorar a saúde, o compromisso com a qualidade, a diversidade dos profissionais, as oportunidades de aprendizados, a autonomia, ambiente de liberdade, criatividade e inovação foram os impulsionadores do engajamento e compromisso dos voluntários no CQH, aliados as características da liderança na constância do propósito, na promoção de espaços para participação e consenso, encontro das pessoas, compartilhamento, igualdade, independência e valorização das profissionais.

O entusiasmo, o estado de fluxo[1] e de realização nos trabalhos realizados no CQH, superam outras experiências, segundo alguns integrantes do grupo, quando comparavam com outras atividades profissionais. Existe uma forte identificação com o modelo de gestão do programa, cultura institucional e conexão com o grupo do voluntariado. Os principais fatores que influenciaram e mantiveram os profissionais no voluntariado do CQH, do grupo dois foram:

- Propósito comum e Compromisso com a Qualidade Hospitalar, modelo de gestão sistêmico, integrador de processos, orientador do trabalho em equipe, crítico, objetivo, com valor inestimável do voluntariado;
- Desenvolvimento profissional por meio da doação, do compartilhamento de conhecimentos, percepções e experiências com o mesmo propósito, diversidade e senioridade da equipe reconhecidas e legítimas, aprendizagem na experiência prática e na vontade de aprender. Contribui com a evolução e oportunidades na carreira;
- Autonomia com estímulo a criar, inovar, protagonizar, aprender entre erros e acertos, com liberdade de manifestação, como profissionais conscientes e comprometidos com as atividades e os resultados;
- Conexão social como a liga mobilizadora do voluntariado, garantida pelo o propósito, escuta, confiança, acolhimento, pertencimento, igualdade nos espaços de participação, consenso e reconhecimento da necessidade do outro no processo de criação;
- Integralidade no equilíbrio entre razão e emoção sendo pragmática nos métodos e princípios racionais e a relação entre as pessoas que transcende a racionalidade com envolvimento gerado pela emoção. Crescimento pessoal a partir da experiência nos relacionamentos interpessoais, fazendo a diferença nas vidas dos participantes do grupo.

---

[1] Ver Capítulo VI.

3. Oportunidades de melhoria para o CQH apresentadas pelos dois grupos[2]

- Abertura para o ambiente externo: tratar e prover dados, informações, boletins gerados no CQH para a academia e outros segmentos da sociedade;
- Gerar impacto na saúde com o crescimento sustentável do CQH;
- CQH ampliar apoio aos hospitais com maior dificuldade;
- Profissionalização dos projetos: metodologia, potencializar estudos, vender relatórios;
- Marketing da instituição em boas práticas;
- Flexibilizar para crescer, sem agredir os valores institucionais;
- Olhar para fora atualizando a governança;
- Aproximação com a Associação Paulista de Medicina;
- Pensar no futuro e se preparar para interagir com as novas necessidades;
- Inovação e renovação;
- Novos conceitos, ferramentas e tecnologias;
- Novos objetivos;
- Remuneração dos componentes do CQH;
- Influenciar formação de novos profissionais;
- Ampliar participação dos pacientes. Ex: conselho de pacientes;
- Contribuir em instâncias transversais;
- Sustentabilidade financeira - outros métodos;
- Reconhecimento do selo do CQH em outros organismos governamentais;
- Engajamento de novas gerações;
- Ampliação do número de hospitais e voluntários.

Foi feita, também, uma análise de perfil do grupo com base nos valores e níveis de consciência. Esta fase da pesquisa se concentrou em compreender quais os mecanismos individuais e sociais que contribuíram e influenciaram os profissionais que se dedicaram ao trabalho voluntário no Programa. Esperava-se conhecer o propósito, os principais objetivos, os motivadores, as experiências, as realizações, os impactos do trabalho nos voluntários, e como os mantiveram na prática do voluntariado no CQH, a partir do mapeamento individual e do grupo sobre os sistemas de valores e crenças pessoais e estágios de evolução da consciência.

---

[2] Reforçam as informações colhidas na pesquisa de campo exploratória

A pesquisa foi pautada pela Abordagem Sistêmica para Transformação Cultural de Richard Barrett,[3] baseada no trabalho de Ken Wilber sobre os quadrantes dos sistemas humanos e a dinâmica da espiral de Don Beck e Christopher Cowan.[4] A matriz dos quadrantes representa quatro perspectivas dos sistemas humanos, onde os valores e crenças individuais, observáveis externamente por meio de comportamentos, experiências e ações, interagem com as crenças de grupos na cultura institucional, expressa em comportamentos e ações coletivas nos sistemas e estruturas sociais.

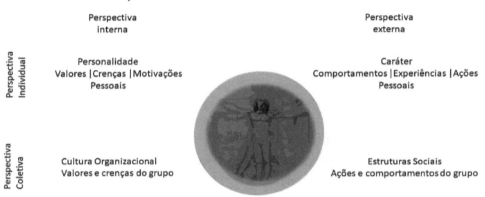

- A perspectiva do interior do indivíduo-consciência individual-valores e crenças individuais;
- A perspectiva do exterior do indivíduo-ações e comportamentos individuais;
- A perspectiva do interior do coletivo-consciência de grupo – valores e crenças culturais;
- A perspectiva do exterior do coletivo-estruturas sociais, sistemas, processos e comportamentos de grupos.

O modelo de sete níveis de consciência pessoal da dinâmica da espiral apresenta estágios de desenvolvimento, sendo cada um focado em uma necessidade existencial, como forças motivadoras, sentidos e impulsos em todas as interações humanas. Os indivíduos aprendem a dominar suas necessidades e dessa forma evoluem nos estágios da consciência.

---

[3] Barret R. Criando uma organização dirigida por valores. ProLibera Editora, 2009. Ver também o Capítulo VI.
[4] Beck DE, Cowan CC. (8 May 1996). *Spiral Dynamics: Mastering Values, Leadership, and Change*. Blackwell Publishing. ISBN 978-1-55786-940-1.

DINÂMICA DA ESPIRAL - Níveis de Consciência

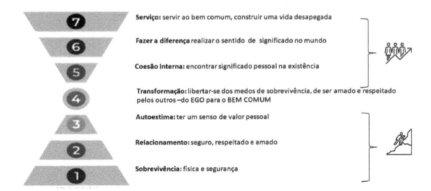

Com o objetivo de identificar os valores e os estágios de consciência dos integrantes dos grupos focais da pesquisa, foi utilizada a ferramenta "Avaliação de Valores Pessoais do *Barret Values Center*"5, verificando-se os seguintes resultados:

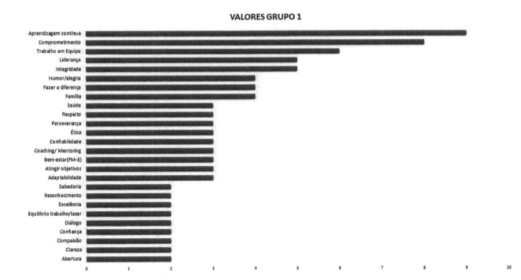

---

[5] Barret, Richard. *Criando uma organização dirigida por valores*, ProLibera Editora, 2009. Ver também o Capítulo VI.

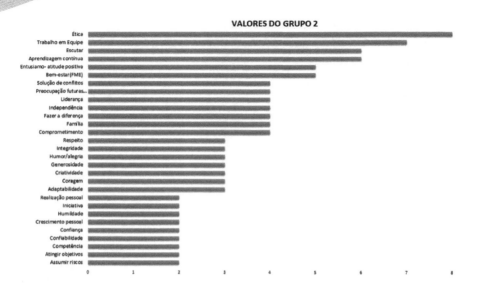

Ranking dos principais Valores dos voluntários no CQH

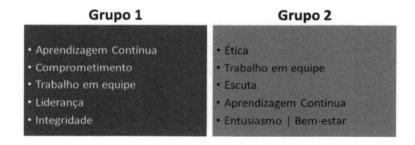

Pode-se observar que os valores aprendizagem contínua, trabalho em equipe, ética e integridade estão entre os principais valores dos grupos. Esses valores com maior incidência, projetados na instituição e expressos em ações e comportamentos, orientaram e enriqueceram a experiência do voluntariado no CQH, criaram oportunidades de crescimento individual e coletivo, por meio do compromisso, da integridade, da confiança, da troca de conhecimentos e fortalecimento das relações afetivas e sociais nas equipes de trabalho como se pode ver na pesquisa de campo exploratória apresentada mais a frente, neste capítulo.

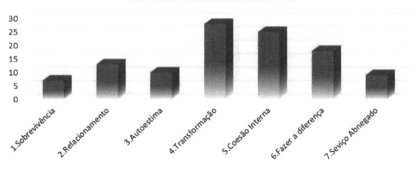
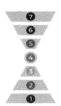

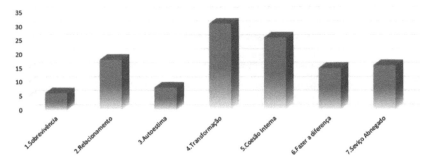
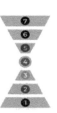

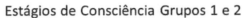

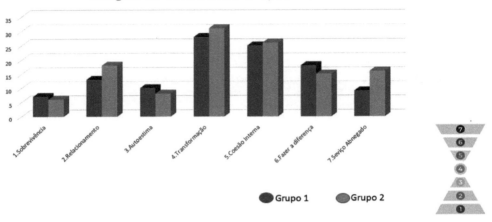

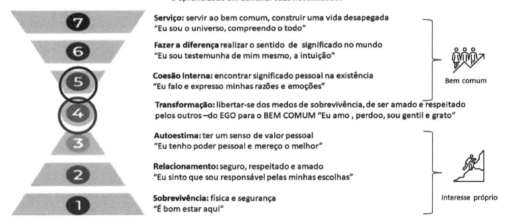

Os grupos um e dois, na dinâmica da espiral estão posicionados principalmente nos estágios quatro e cinco, com tendência à evolução para os níveis seis e sete. O estágio quatro é marcado pela transformação libertadora das necessidades do ego para as necessidades da alma, fazendo a transição "o que posso ganhar com isso" para "o que é melhor para o bem comum". É nesse nível que o ego aprende a desapegar-se dos medos tornando-se livre da existência baseada na dependência de atender as necessidades básicas e atender as expectativas de outrem. No estágio cinco, a descoberta do significado pessoal transcendente para a existência, integração do ser e do fazer, associado ao propósito de vida, caminhando para as necessidades superiores e espirituais.

O posicionamento dos grupos em processo de transformação com tendência aos estágios superiores de consciência está diretamente associado ao trabalho voluntário, resultando, por meio da sua interação social, em dar sentido (*sensemaking*) às suas práticas cotidianas e contribuindo para a formação de uma identidade coletiva.

Pesquisa de campo exploratória

Nancy Val y Val Peres da Mota

Esta pesquisa teve como objetivo contribuir para a análise organizacional do CQH por meio de ampla consulta aos participantes do Programa em seus trinta anos de existência.

Para viabilizar a proposta, foi elaborada uma pesquisa com dezesseis questões abertas e fechadas utilizando o *google docs* como ferramenta. Foi enviado o *link* do questionário para 200 e-mails cadastrados na secretaria do CQH. Foram realizadas duas chamadas, solicitando respostas até dezembro de 2021 e fevereiro de 2022, ratificando a importância da participação dos voluntários. Como resposta, houve um retorno de trinta e quatro questionários respondidos, sendo vinte na primeira chamada e mais quatorze no segundo envio.

O questionário enviado está transcrito a seguir, e os resultados tabulados com seus respectivos comentários são relatados na segunda parte deste tópico.

O texto do e-mail enviado procurou explicitar o motivo da pesquisa e a importância da participação de todos os voluntários do Programa, reforçando a oportunidade de contribuir com a análise organizacional do CQH, sobre a durabilidade do Programa, a força de trabalho voluntária e a longevidade do mesmo. Destacava a qualidade da contribuição que este Programa tem dado à gestão hospitalar no Brasil.

Com o acesso ao formulário por meio do *link* fornecido, a pessoa pesquisada encontrou um texto inicial:

"Prezada (o):

Você participou do Programa Compromisso com a Qualidade Hospitalar (CQH) da Associação Paulista de Medicina. Atualmente conduzimos um estudo organizacional do CQH e gostaríamos de contar com sua colaboração, respondendo às perguntas abaixo. Sua colaboração será extremamente útil para entendermos por que o CQH conseguiu atingir 30 anos de atividades ininterruptas, contando apenas com trabalho voluntário e também como deverá agir para conseguir realizar sua missão nos próximos 30 anos. Todas as informações serão usadas apenas com dados agregados. Agradecemos imensamente sua colaboração."

Em seguida foram apresentadas as seguintes questões, entre perguntas abertas e fechadas.

1. Em atendimento à Lei Geral de Proteção de Dados – LGPD, nº 13.709, de 14 de agosto de 2018, autorizo o uso das informações abaixo para fins de estudo acadêmico.
    a. Sim
    b. Não

2. Data de Nascimento: __/__/____

3. Sexo
    a. Masculino
    b. Feminino
    c. Outro

4. Profissão: _____

5. Formação acadêmica: (indicar apenas a titulação mais alta):
   a. Ensino Médio/Técnico
   b. Graduação
   c. Especialização
   d. Mestrado Acadêmico
   e. MBA
   f. Doutorado
   g. Pós Doutorado ou Livre Docência

6. Por quanto tempo foi voluntária(o) no Programa CQH?
   a. Menos de 1 ano
   b. De 1 a 5 anos
   c. 6 a 10 anos
   d. 11 a 15 anos
   e. 16 a 20 anos
   f. 21 a 25 anos
   g. 26 a 30 anos

7. Fez curso de formação de avaliador do CQH?
   a. Sim
   b. Não

8. Realizou visitas em hospitais?
   a. Nenhuma
   b. 1 visita
   c. De 2 a 5 visitas
   d. 6 a 10 visitas
   e. Mais de 10 visitas

9. Participou de outras atividades do Programa CQH?
   a. Sim
   b. Não

10. Se participou de outras atividades do CQH, quais foram? _____

11. Ser voluntário (a) no Programa CQH ajudou de alguma forma na sua vida e carreira?
   a. Sim
   b. Não

12. Se você respondeu sim na questão anterior, descreva de que forma o Programa CQH ajudou na sua vida e carreira? _____

13. O que você mais gostou no Programa CQH? (pode assinalar mais de uma opção)
   a. Abertura para participação
   b. Aprendizado
   c. Clima organizacional
   d. Conexões interpessoais
   e. Conhecer os hospitais em detalhe
   f. Estrutura pouco rígida
   g. Informalidade
   h. Liberdade de opinião
   i. Liderança compartilhada
   j. *Networking*
   k. Reconhecimento de pares
   l. Respeito às individualidades
   m. Responsabilidade social, causa
   n. Ética
   o. Rigor científico
   p. Voluntariado
   q. Outros

14. O que você não gostou no Programa CQH? _____

15. Em sua opinião, quais seriam as oportunidades de melhoria para o Programa CQH?
_____

16. Conte um pouco de sua experiência como voluntário do Programa CQH _____
_____

A seguir apresentam-se os resultados tabulados com seus respectivos comentários, considerando os trinta e quatro questionários respondidos.

Em relação à faixa etária, observa-se que 65% dos entrevistados tem mais de quarenta e seis anos, sendo que 58% são do sexo feminino. Vários iniciaram sua participação no

Programa CQH vários anos antes de responder ao questionário quando, provavelmente, as formações acadêmica e profissional ainda eram incipientes.

Em relação à profissão referida, foram treze médicos, sete administradores, seis enfermeiros e oito de outras profissões distribuídas entre consultores, analista e coordenador de qualidade, gerente de projetos, assistente social e gerente de projetos. Pode-se inferir que apesar do Programa considerar e estimular a composição de equipes de formação multiprofissional, observa-se uma maioria de médicos respondendo às perguntas, fato este justificado pelo fato do Programa ser mantido por duas entidades médicas CREMESP, de 1989 até 2012 e APM, de1989 até o presente.

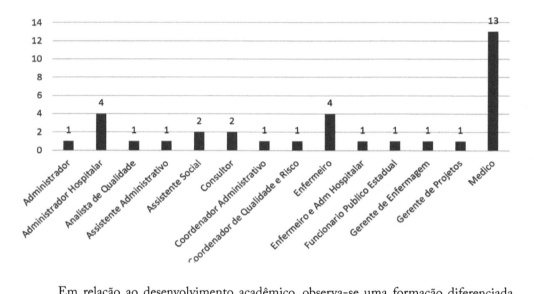

Em relação ao desenvolvimento acadêmico, observa-se uma formação diferenciada entre os participantes, sendo 53% com especialização, 23,5% com MBA, 12% com doutorado, 9% com mestrado acadêmico e somente um com graduação. A partir dessas informações, pode-se inferir que o CQH contribuiu para a evolução profissional e acadêmica desses voluntários ou que essas pessoas que participaram do Programa sempre apresentaram uma aptidão e desejo de melhorarem sua formação, desta forma compartilhando seus conhecimentos nas atividades do Programa.

5) Formação acadêmica: (indicar apenas a titulação mais alta)
34 respostas

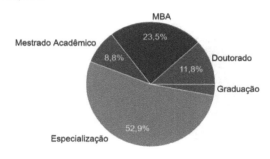

Sem percentuais:
Ensino Médio/Técnico
Pós Doc ou Livre Docência

Em relação ao tempo de voluntariado no CQH, observa-se que vinte pessoas foram voluntárias no CQH entre onze e trinta anos e quatorze de um a dez anos. Neste quesito observa-se que, apesar das 600 pessoas que passaram pelo Programa em um período de trinta anos, existiu um grupo que exerceu suas atividades voluntárias por um tempo bastante significativo.

6) Por quanto tempo foi voluntária(o) no Programa CQH:
34 respostas

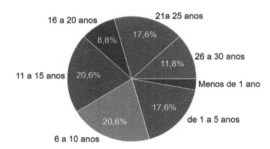

Observa-se que dos trinta e quatro participantes da pesquisa somente um não fez o curso de formação de avaliador do CQH. Pelo formato das perguntas não foi possível identificar o motivo.

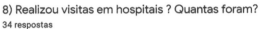
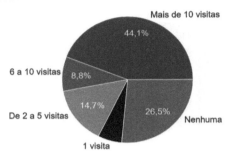

Por outro lado, apesar de trinta e três pessoas terem feito o curso de formação de avaliador do CQH, nove referiram não ter realizado nenhuma visita a hospitais participantes e trinta e uma participaram de outras atividades no CQH, não obrigatoriamente visitas a hospitais. Quando se analisam as respostas das questões sobre qual a participação em atividades do Programa, fica evidenciado que, além das visitas de avaliação aos hospitais e a outros serviços de saúde (Prêmio Nacional de Gestão em Saúde), houve a participação em atividades voltadas ao aprendizado (cursos, palestras, congressos, revista, publicações, projetos internacionais), a conexões interpessoais (núcleo técnico, grupos de *benchmarking*, *webinar*, assembleias) e ao *networking* (congressos, parcerias internacionais).

Dos trinta e quatro respondentes, 94% referiram que ser voluntário no Programa CQH ajudou de alguma forma na sua vida e carreira. Fica evidente que as respostas envolvem diferentes aspectos, mostrando como a vida sugere um imbricamento das questões pessoais e profissionais. Em seguida são apresentados relatos espontâneos dos participantes. Os textos aqui apresentados foram mantidos sem edição, para sentir a riqueza dos relatos individuais. Procurou-se agrupar os comentários seguindo os mesmos quesitos utilizados na questão em que se pergunta o que o voluntário mais gostou no Programa.

Em relação ao aprendizado obtido no CQH, destacam-se as seguintes manifestações dos pesquisados:

- "Representou um importante ciclo em meu desenvolvimento profissional e pessoal. Fora o aprendizado técnico, a participação das discussões no núcleo técnico me proporcionou crescimento intelectual e postura profissional";
- "Propiciou um treinamento contínuo de técnicas e habilidades que foram importantes em diversos momentos e utilizados até hoje";
- "Agregou conhecimentos";
- "Aprendi sobre o modelo de gestão, auxiliou a exercer meu cargo com mais visão sistêmica e permitiu desenvolver habilidades profissionais que contribuíram para o meu crescimento";
- "Conhecimento técnico, com ampliação e evolução do mesmo e fundamentou conceitos de um modelo de gestão";

- "Formação no modelo como exercício prático de qualidade em qualquer lugar de trabalho";
- "Aprendizado, desenvolvimento";
- "Conceitos de melhoria";
- "Ajuda na especialização";
- "Ampliada capacidade de gestão e análise organizacional";
- "Entender e perceber mecanismos de gestão";
- "Abriu portas sobre a construção de uma dinâmica voltada a equipe e empresa sem um grande investimento";
- "Apoio metodológico que impulsionou o desenvolvimento da carreira e confiança em muitos projetos novos";
- "Melhor entendimento sobre gestão";
- "Procura por uma formação específica em administração hospitalar após compreender a necessidade do comprometimento da alta liderança na implantação do modelo de gestão. Isto tudo propiciou a mudança na carreira com um olhar sistêmico para toda a organização";
- "Na minha formação profissional";
- "Aquisição e desenvolvimento de novos conhecimentos através de cursos, congressos, contato com outros profissionais e visitas em hospitais";
- "Ampliação de conhecimentos".

Em relação ao clima organizacional:

- "O ambiente ao mesmo tempo profissional e acolhedor, proporcionou segurança e solidez para meu aprendizado";
- "Amadurecimento de comportamentos, resiliência para trabalhos em grupo";
- "Respeito".

Em relação às conexões interpessoais:

- "Sou grata e orgulhosa pela oportunidade de ter convivido com excelentes profissionais";
- "Convivência com pessoas boas profissional e pessoalmente";
- "As atividades derivadas do Programa sempre tiveram caráter gregário, com oportunidade de convívio junto à partícipes motivados e capacitados para realizações complexas e inusitadas (as visitas, os relatórios de consenso, os novos visitadores, as assembleias de resultados). Esse ambiente exclusivo proporcionou e estimulou o enfoque qualitativo de amplo espectro ao meu dia a dia profissional e social, por todos esses anos";
- "Troca de experiências com os demais participantes do programa";
- "Amadurecimento nas relações profissionais";
- "Compartilhamento de ideias".

Em relação ao quesito conhecer os hospitais em detalhe:

- "Compreender os conceitos e aplicações das melhores práticas em saúde no serviço em que trabalho e as interações com as demais áreas do hospital";
- "Conhecer melhor os processos assistenciais";
- "Proporcionar o *benchmarking* com outras instituições";
- "Conhecimento prático de gestão hospitalar";
- "Oportunidade de implantar este modelo na organização e consequente conquista do Selo de Conformidade".

Em relação ao *networking*:

- "Proporcionando parcerias (*networking*)";
- "Estabelecer contatos diversos – *networking*";
- "A partir dos contatos estabelecidos houve a possibilidade de ministrar aulas em um curso de pós-graduação e ocupar um cargo de alta liderança em um hospital";
- "Oportunidade de ampliar relacionamentos dentro e fora da minha profissão".
- Em relação ao quesito "respeito às individualidades e trabalho em equipe":
- "Aprendi e aprimorei como trabalhar em equipe, respeitando a individualidade de cada um";
- "Valorização do trabalho em equipe".

Em relação ao voluntariado:

- "A gratificação em ser voluntária e a possibilidade de acompanhar o crescimento e interesse das instituições envolvidas";
- "Compreensão da importância do voluntariado".

Em relação aos quesitos "ética, carreira profissional, empregabilidade e vida em geral":

- "Ética";
- "Ajuda em minha transição de carreira";
- "Ajudou na minha vida, trazendo para minha prática diária a cultura de fazer o meu melhor todos os dias";
- "Revisão de valores no exercício da cidadania; estímulo ao enfrentamento de desafios no exercício de funções de liderança";
- "Oportunidade de participar de projetos fora do país e de envolvimento em outros trabalhos fora do CQH";
- "Contribuiu com minha empregabilidade e vivência em gestão, muito mais enriquecedora do que qualquer livro-texto em administração";
- "Crescimento pessoal e profissional".

Na questão referente "ao que você mais gostou no Programa CQH", foi permitida mais de uma resposta, portanto, a somatória ultrapassa os trinta e quatro respondentes.

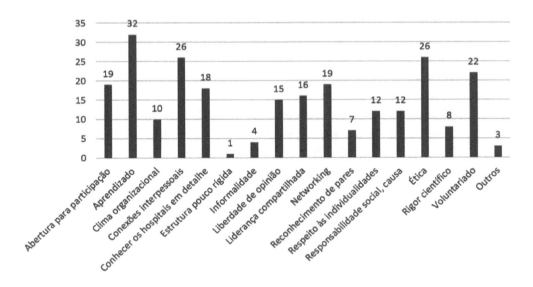

Com trinta e duas respostas, o maior destaque foi para o "aprendizado"; em seguida, com vinte e seis respostas, as "conexões interpessoais" e a "ética"; depois o "voluntariado", com vinte e duas respostas; em quarto lugar o "*networking*" e "abertura para participação" com dezenove e a quinta preferência, com dezoito escolhas foi para "conhecer os hospitais em detalhe". Em seguida vem a "liderança compartilhada" com dezesseis escolhas e a "liberdade de opinião" com quinze, sendo as demais com doze ou menos opções: "respeito às individualidades", "responsabilidade social e causa", "clima organizacional", "rigor científico", "reconhecimento de pares", "informalidade" e outros.

Na questão em que se pergunta "o que você não gostou no Programa CQH", observa-se uma aparente contradição em relação a alguns quesitos referidos na questão anterior sobre o que gostou no CQH. Os mesmos motivos que os levaram a gostar do Programa agora são referidos como algo que desgostou alguns respondentes. Destacam-se os quesitos "voluntariado, poucas mudanças no modelo de negócio, centralização das decisões, participantes não comprometidos com a causa, pouca inovação, engessamento do trabalho, falta de liderança compartilhada, falta de ética por alguns representantes".

Evidencia-se que conviver com as diferenças foi uma marca do Programa, mas que nem sempre foi possível obter-se consenso, apesar de ser uma busca constante.

Na questão em que se perguntam quais seriam as oportunidades de melhoria para o Programa CQH, algumas propostas aparecem listadas abaixo:

- "Em relação ao voluntariado é proposta uma avaliação do sistema, trabalhar como *advocacy* em virtude do amplo conhecimento de mercado e possibilidade de propor novos serviços e produtos no mercado, que também pudessem ser atrativos para os avaliadores. Observa-se que o voluntariado em algum momento impõe limitações

financeiras ao programa, tanto para investimentos em ferramentas e melhorias internas, quanto aos próprios voluntários, que são obrigados a limitar sua participação nas atividades do programa e procurar outras que sejam rentáveis";
- "Em relação ao quesito *marketing* é proposto que haja uma maior divulgação do Programa e a busca por novos mercados, considerando o conceito de a*dvocacy*";
- "Firmar-se como modelo de gestão e não só modelo de avaliação";
- "Melhorar o *networking* entre os hospitais participantes e definir instrumentos de transmissão de conhecimento entre os mesmos";
- "Desenvolver ações de reconhecimento do CQH como entidade certificadora";
- "Ampliar o Programa para segmentos de apoio da saúde além dos hospitais, tais como laboratórios, imagem, esterilização, lavanderia";
- "Manter o foco na inovação; adaptar-se rapidamente às mudanças globais";
- "Em relação à sustentabilidade verifica-se a necessidade de identificar procedimentos para a constituição de fundos para manutenção e desenvolvimento do programa (mecenato, patronato, fomento à pesquisa), sem perder de vista os valores cultivados nos 30 anos de vida do programa";
- "Abrir para a academia; realizar mais eventos interativos e EAD";
- "Necessidade de aperfeiçoar a tecnologia relacionada a plataforma que disponibiliza o preenchimento e análise de indicadores";
- "Valorizar os profissionais que participam voluntariamente do programa";
- "Redefinir o negócio CQH".

Na última questão, foi solicitado ao participante que contasse um pouco da sua experiência como voluntário do Programa CQH.

- "Comecei a participar do Núcleo Técnico do CQH a convite de participantes do Núcleo. Era muito nova e estava no começo da minha carreira e me encantava a oportunidade de participar e ter voz nas discussões no núcleo, que sempre achei muito interessantes e enriquecedoras. Aos poucos fui assumindo algumas responsabilidades: coordenei o NAGEH de Nutrição, acompanhei o de Hotelaria Hospitalar, participei de visitas do CQH, PIGS e PNGS, participei de atividades no PNQ, coordenei temporariamente o PNGS, auxiliei na coordenação do congresso, com a realização dos anais, entre outras atividades";
- "Iniciei em 2004 como voluntária, participando no Núcleo Técnico, fui capacitada no modelo CQH, PNGS, PNQ, além de preparada para dar cursos de gestão de processos e planejamento, realizei diversas visitas CQH, PNGS e PNQ e sempre aprendi muito em todas as interações que participei de alguma forma. Atuei em determinado período no Grupo de Indicadores de Hospitais Pediátricos";
- "Participei no programa de Iras e percebi a importância do programa nesta área";
- "Só posso dizer que foi muito boa e compensadora para mim como pessoa e como profissional";

- "Experiência muito positiva, tanto profissional como pessoal, e espero poder retribuir como forma de agradecimento, ajudando outros profissionais e organizações que se aproximem do programa em busca de conhecimento";
- "A experiência está acontecendo e de modo muito positivo";
- "O Programa foi o catalisador de algumas transformações na trajetória da minha vida profissional, alavancando recursos da minha personalidade que de outra forma seriam desprezados. A disciplina intelectual (aprendizado dos recursos aplicáveis) e a prática periódica dos instrumentos, amalgamados ao ambiente profissional, resultaram na busca permanente por respostas, na medida do possível, adequadas às circunstâncias da profissão e do país";
- "Conheci e comprovei o método CQH, desde a década de 1990, através de hospitais que trabalhei. Nos anos 2010 recebi convite para participar do núcleo técnico. Durante todos estes anos participar do Programa CQH tem me acrescentado aprendizado, *networking* e possibilitado realizar exercício da cidadania, isto é; contribuir com aquilo que é possível individualmente para o coletivo";
- "Experiência em realidades diferentes e diversas, visão ampla, novos horizontes, melhor entendimento";
- "Participei de mais de cinquenta visitas, conheci serviços que jamais teria a oportunidade, conheci pessoas maravilhosas e com o mesmo compromisso, aprendi muito e utilizo esse aprendizado até hoje";
- "Atuo como voluntário do programa desde 2007. Tive a oportunidade de atuar como avaliador e como integrante do núcleo técnico";
- "A experiência foi produtiva enquanto havia troca, trazendo aprendizado com muito trabalho. A partir do momento em que não havia mais troca, mas só muito trabalho, a motivação se perdeu";
- "Em resumo, considero-me um observador, que circunstancialmente participa de ações do Programa, em diferentes funções";
- "Minha evolução na gestão ocorreu paralelamente ao voluntariado. Ele me possibilitou muito aprendizado sempre de forma ética e comprometida. Cada trabalho ou projeto voluntário em que tive a oportunidade de participar foram como um curso de especialização. O exemplo de voluntários mais antigos é uma inspiração para continuar no CQH";
- "Aprendi a observar e desenvolver propostas positivas para o desenvolvimento de inúmeros processos de gestão";
- "Em 1996 fui convidada por um membro do Núcleo Técnico para participar de uma reunião. A partir daí passei a fazer parte deste programa! Tive contato com pessoas incríveis com as quais desenvolvemos diversos projetos tais como cursos, congressos, publicações, treinamentos em Angola, parceria com a Fundação Nacional da Qualidade, aprimoramento do roteiro de visitas, criação do NAGEH (núcleo de apoio à gestão hospitalar) entre outros. A informalidade e o respeito na convivência com profissionais de diversas áreas foram sempre um ponto forte no Programa! O CQH sempre foi uma via de mão dupla na minha carreira profissional: é muito difícil separar se contribuí ou se fui influenciada pelo CQH";

- "Meu envolvimento se fez através da instituição onde trabalhava e que queria o selo. Participar das visitas abriu a chance do conhecimento de inúmeras instituições e automaticamente a aprendizagem. O programa sobre as Santas Casas, onde era liberada as colocações encontradas me fez perceber o quanto eu queria colher as descobertas. Ensinar, aprender, participar e mostrar que todos podem com a sistemática do programa;
- "Sempre engrandecedora e criadora de experiências positivas";
- "Conheci o Programa CQH trabalhando em um hospital que implantou o modelo de gestão do Programa CQH. Creio que foi a utilização desse modelo que permitiu este referido hospital conquistar qualidade na gestão com consequente melhoria assistencial que proporcionou obtenção de resultados permitindo, atualmente, esta unidade de saúde ter reconhecida qualidade hospitalar. Ao receber convite para ser voluntário não pude recusar entendendo que a missão do Programa CQH é um exercício de cidadania; e, até como retribuição ao acima descrito. Nesta jornada como voluntário do Programa CQH tive a possibilidade de realizar avaliações, ministrar cursos, contribuir para divulgar o CQH no exterior, participar de ações de governança do Programa CQH e fazer parte da diretoria da entidade que operacionaliza o Programa CQH. Acredito que estas atividades permitiram crescimento pessoal e profissional";
- "São inúmeras as experiências e conquistas: aprofundamento do modelo de gestão ao praticar as visitas de avaliação, conhecimento de boas práticas dos hospitais visitados, *networking*; necessidade de atualização constante, aprendizado; e satisfação ao reconhecer as melhorias nos hospitais após adoção do modelo, entre outros";
- "Minha participação como trainee foi fundamental para conhecer na prática a avaliação e aplicação do roteiro, proporcionou uma experiência incrível que está auxiliando muito no projeto de implantação do Modelo de Excelência em Gestão (MEG) e acreditação CQH";
- "Minha experiência como voluntária foi maravilhosa para minha vida profissional e pessoal. Conheci muitas pessoas, muitos lugares e perspectivas diferentes de como atuar profissionalmente; foi muito enriquecedor. Mas também aprendi muito no que diz respeito à ética e à convivência no trabalho";
- "Ao realizar visita em um hospital observa-se que neste momento somos voluntários para avaliar e de acordo com o modelo apresentar pontos de melhorias que servirão de aprendizado para a instituição/profissionais. Por outro lado, saímos com uma bagagem de conhecimentos e experiências que irão interferir diretamente em nossa maturidade profissional e pessoal".